OBSERVATIONS PRATIQUES

SUR

L'ACTION DE L'ÉLECTRICITÉ

DANS LES NÉVROSES EN GÉNÉRAL.

Typographie HENNUYER, rue Lemercier, 30, Batignolles.

OBSERVATIONS PRATIQUES

SUR

L'ACTION DE L'ÉLECTRICITÉ

DANS LES NÉVROSES EN GÉNÉRAL,

SPÉCIALEMENT DANS L'ÉPILEPSIE,

ET SUR

LES PRINCIPAUX MOYENS PROPRES A COMBATTRE CES AFFECTIONS.

PAR O.-A. RAULIN,

DOCTEUR EN MÉDECINE,

Chevalier de l'ordre royal du Sauveur de Grèce,
Ancien pharmacien de l'École spéciale de Paris, membre de la Commission de salubrité
du 1er arrondissement.

Utile si possum.

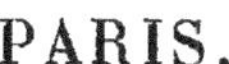

PARIS,

LABÉ, LIBRAIRE DE LA FACULTÉ DE MÉDECINE
ET DE LA SOCIÉTÉ NATIONALE ET CENTRALE DE MÉDECINE VÉTÉRINAIRE,
Place de l'École-de-Médecine.

1852

INTRODUCTION.

Un grand nombre de mes malades me disent depuis longtemps avec une gracieuse sollicitude :

« Quand donc, docteur, publierez-vous l'ou-« vrage que vous avez antérieurement annoncé[1] ?

« Parlerez-vous bientôt, si ce n'est pour vous, « du moins pour l'humanité, des observations « qu'une longue pratique et de nombreux succès « vous ont mis à même de faire ?

« Pour nous, tant cette dette nous semble juste « à acquitter, nous consentirons volontiers, s'il « le faut, à laisser imprimer les noms de nos

---

[1] *L'Esculape, gazette des médecins,* annonçait cet ouvrage, alors commencé, en décembre 1840.

« familles à l'appui de vos cures, car chacun de
« nous se rappelle encore avec reconnaissance,
« qu'à travers les obstacles d'une santé affaiblie
« et d'un chemin à peine frayé, vous n'avez pas
« craint de marcher seul et de vous avancer au
« delà du but déjà indiqué par d'autres ; appli-
« quant un nouveau système à une maladie
« cruelle, regardée jusqu'ici comme incurable, et
« ramenant, pour prix de tant d'efforts, bien por-
« tants et joyeux, au sein du foyer consolé, de
« pauvres épileptiques que le monde, toujours
« sévère pour ce qui blesse ses regards, rejetait
« naguère avec effroi, comme ces lépreux du
« moyen âge sur lesquels il prononçait un su-
« prême anathème. »

Beaucoup de mes collègues, parmi lesquels il
en est de haut placés dans la science médicale,
m'encouragent aussi à émettre mes opinions, par
leurs bienveillants conseils, unis aux prières des
familles dont j'ai eu le bonheur de guérir les
enfants.

Ils me disent tous que garder plus longtemps le
silence, leur ferait croire à une fausse modestie de
ma part, ou bien à une indifférence non moins
blâmable.

Sans me dissimuler tout ce que leur opinion à

mon égard à d'indulgent et de flatteur, je crois
devoir céder à leurs instances, en livrant à la
presse cet opuscule qui sera, non comme l'in-
scription que l'architecte met au fronton du mo-
nument qu'il a élevé jusqu'au faîte, non comme
celle qu'un touriste place pour marquer le point le
plus reculé de son voyage, mais bien comme une
pierre d'attente placée au milieu du chemin qu'il
explore encore, et qui n'est qu'une halte où il
peut aspirer à se reposer un peu, avant d'achever
sa longue course.

Forcé d'arrêter un instant la pensée du lecteur
sur moi, je dirai, non sans quelque orgueil, que
je fus assez heureux pour être dès mon jeune âge
l'objet des soins tendres et assidus d'un de ces
hommes d'élite, tels qu'on en rencontre si rarement dans la vie, du docteur Elleviou [1], mon
oncle, chirurgien en chef de l'hôpital militaire de
Rennes.

Il m'est bien doux de saisir cette occasion de
rendre au souvenir vénéré de cet indulgent ami,
qui m'entoura de tant de sollicitude, l'hommage

[1] Il fut père du célèbre artiste de ce nom, qu'une voca-
tion irrésistible appelait, malgré sa famille, à la scène, et
qui joignait au plus beau talent de vocaliste la distinction la
plus exquise et les qualités les plus aimables.

mérité par son noble caractère et par sa science profonde.

Mon oncle m'avait d'abord destiné à lui succéder; mais depuis, sentant sa fin prochaine, il voulut me recommander à son ami intime, le savant chimiste Vauquelin.

C'est à cet homme éminent et à son collègue Laugier, alors professeur de l'Ecole de pharmacie, qui m'admit à l'aider dans ses préparations particulières, que je dois d'avoir acquis des connaissances spéciales dans la chimie et dans la matière médicale, étude trop souvent négligée.

Depuis, ayant été reçu pharmacien de Paris, tout en exerçant comme tel, j'observai dans mon laboratoire diverses phases chimiques et physiques des médicaments que je préparais, et dans lesquels j'eus occasion de remarquer les phénomènes de l'électricité.

Lorsque je fis publier mes premières observations dans le *Journal des Connaissances médicales pratiques et de pharmacologie*, j'annonçai qu'elles seraient suivies d'un ouvrage sur l'utile emploi de l'électricité dans les névroses, et particulièrement dans l'épilepsie.

Mais voulant encore réunir plus de preuves à l'appui de mes idées, et n'ayant que peu de temps que je pusse consacrer à écrire, j'attendis jusqu'à ce jour, où je vois avec bonheur que plusieurs médecins distingués sont entrés dans la même voie, et partagent mes opinions.

Je constaterai donc, dès cette introduction, que je me servis avec succès de l'électricité dès le mois de janvier 1838, dans une grave sciatique que j'eus le bonheur de guérir.

Après ce premier succès obtenu, je voulus essayer l'emploi de ce moyen de diverses manières, dans les affections nerveuses en général, et tout particulièrement dans l'épilepsie.

Ayant eu à cette époque à ma disposition, comme médecin et comme ami de M. le docteur Gourdon, qui en était le directeur, l'établissement électro-médical fondé à Paris par M. Lemolt, et pouvant expérimenter à toute heure et sous toutes les formes; je fus alors amené à comprendre, soulevant ainsi un coin du voile qui couvre l'œuvre sublime du Créateur, que si les effets de la machine électrique, des brosses, ou de l'électrophore, ne sont pas applicables à toutes les maladies, non plus qu'à leurs modes divers et qu'aux différents sujets qui en sont atteints; du moins l'électricité elle-même, répandue dans toute la création comme principal agent de la vie organique, pouvait, lorsqu'elle est mal départie chez l'homme, par une cause quelconque, amener par sa perturbation des désordres réels.

Partant de cet anneau, toute une chaîne d'idées vint se coordonner dans ma pensée, et me rendit faciles, dans des cas vraiment exceptionnels et en apportant une précision plus grande dans mon diagnostic, des succès qu'on n'avait plus le droit d'espérer.

Et cependant, par un effet de l'habitude, sans doute, plus d'une haute intelligence se montrera incrédule devant la conviction que de longues études m'ont acquise et que je viens exposer suivant ma promesse.

Quand, reportant mes yeux au berceau de la science, je considère Galien, homme cependant non moins sage, non moins positif que l'illustre vieillard de Cos, entrevoyant déjà l'esprit vital répandu dans les corps, je me demande s'il n'est pas permis de penser que, par une espèce d'in- tuition à la manière des poëtes, il ait entrevu et voulu annoncer cette même électricité, dont la découverte de la distribution dans tout ce qui subsiste est une conquête de notre siècle, et pour laquelle je n'émets une opinion nouvelle que dans son rapport avec l'épilepsie et avec les maladies nerveuses, et envisagée comme cause essentielle de ces affections quand son équilibre est rompu, ou du retour à la santé lorsqu'il est rétabli. Elle devient alors une branche, une face nouvelle, si je puis m'exprimer ainsi, de la science médicale. Côté bien important que je viens présenter, non pour la première fois, car je l'ai déjà fait lors de mes examens de docteur, mais d'une manière plus évidente encore, et appuyé sur de nouvelles preuves et sur une longue série d'expériences.

J'ai déjà consacré quelques pages aux observations qui font l'objet de cet opuscule dans les deux recueils médicaux que j'ai nommés, mais il n'entre pas dans mon plan de mettre sous les yeux de mes lecteurs la série complète d'observations, faisant suite à la première en date de 1840, parce qu'elles coïncident trop avec celles d'hommes éminents, tels que MM. Magendie, Andrieux, et mon pauvre ami défunt, le docteur Gourdon.

Moi-même, atteint d'une de ces souffrances nerveuses qui affectent si profondément pendant leur durée, d'une migraine qui revenait de semaine en semaine, je profitai du mieux que j'obtins par des essais sur moi-même, pour me livrer à l'étude spéciale de ces maladies.

Que mes lecteurs ne s'attendent pas, malgré ma bonne volonté, à me voir analyser complétement, dans ce premier ouvrage, un traitement qui doit varier à l'infini suivant les individualités, et ne peut être que le résultat d'une aptitude et d'un tact particulier développés par une longue pratique.

Plus j'irai, plus je me propose de classifier les maladies nerveuses, ainsi que leurs causes morales et physiques, et les manières si diverses de les traiter; mais je ne ferai voir ici pour plus de clarté (n'ayant pu encore achever que cette première partie de mon travail), je ne pourrai expliquer, dis-je, que l'ensemble de mon système, me réservant plus tard de préciser d'une manière plus complète les moyens multiples qui m'auront paru le plus généralement réussir.

Souvent, quand je poursuivais dans le cours nouveau de mes pensées la solution jusqu'alors introuvée d'un problème, la cause et la guérison de l'épilepsie, j'eus besoin de me rappeler l'utilité sainte de la médecine, cette science que firent naître les souffrances de l'humanité, qui ne devrait jamais être qu'une suite d'études plus ou moins perspicaces, mais toujours consciencieuses des causes, des effets, des remèdes, de cette science enfin qui, depuis Hippocrate jusqu'à nos jours, fait justement la gloire de ceux qui en la simplifiant en rendent les résultats plus sûrs et plus nombreux.

Quoique l'imagination des hommes se complaise en général au récit du merveilleux, soit parmi les peuplades reculées et dans les forêts consacrées au culte de Bouddha, ainsi que dans la Laponie où les jongleurs exercent encore la médecine, et même dans notre France où jadis Mesmer assemblait la ville et la cour autour de son baquet magique, soit en plein dix-neuvième siècle où le succès est assuré aux rêveries d'une somnambule qui croit lire par l'estomac, elle revient toujours tôt ou tard, de ses amusantes folies, vers les esprits sincères et sérieux auxquels seuls elle accorde son estime.

Toute hérissée de difficultés que soit la route de l'étude, dès qu'on croit entrevoir une utile vérité, on se sent attiré vers elle par un aimant irrésistible; il n'est plus possible de fermer les yeux aux rayons lointains que l'on croit apercevoir, et qui semblent dédommager déjà des efforts tentés pour s'approcher d'elle. Alors, eût-on pris pour lumière un reflet et pour corps un mirage, n'est-ce pas encore un devoir de communiquer aux autres

sa découverte, quelle qu'en soit la portée? Je
crois donc que chaque médecin observateur doit
apporter loyalement son tribut à la science; et
c'est dans cette pensée, qu'après de nombreuses
hésitations, j'achève enfin cet opuscule promis
depuis si longtemps; content si ce faible fruit de
mes veilles peut avoir quelque résultat pour
l'humanité souffrante, et plus fier et plus heureux d'être utile que de paraître novateur.

OBSERVATIONS PRATIQUES

SUR

L'ACTION DE L'ÉLECTRICITÉ

DANS LES NÉVROSES EN GÉNÉRAL.

QUELQUES RÉFUTATIONS.

Avant d'entrer en matière et d'expliquer mes opinions sur les maladies nerveuses dont je ferai l'historique, je crois utile d'opposer quelques réfutations à des opinions qui me semblent erronées, à diverses parties de systèmes admis dans la science médicale. Les esprits judicieux ne peuvent admettre ni rejeter immédiatement une proposition d'une manière absolue. Il est de leur nature de l'examiner : de cet examen fait avec lenteur et conscience, se dégage souvent la lumière.

Ainsi Harvey, ce médecin anglais, justement

célèbre par ses travaux et par sa fidélité au malheur, vit quelque temps contestée sa magnifique découverte des lois de la circulation du sang.

Broussais, qu'un haut savoir n'a pas empêché d'errer dans plus d'un cas; Broussais, dans sa théorie médicale, a reconnu un principe inflammatoire dans toutes les affections morbides, qu'il est juste d'admettre dans beaucoup d'occasions où les évacuations sanguines, conséquences de sa doctrine, deviennent utiles. Mais que de fois aussi j'ai eu lieu d'en constater le danger, et que de maladies nerveuses lui ont dû leur origine ! L'équilibre de l'organisme étant rompu par l'abus de ces moyens, que de fluxions de poitrine, par exemple, qui, dans leur principe, eussent cédé volontiers à une médication habile à rétablir les fonctions de la peau, ont fait place pendant longtemps à un état d'épuisement qui a entraîné les conséquences les plus funestes !

Un de nos professeurs, physiologiste éminent, a pensé que l'épilepsie, ainsi que d'autres névroses, pourrait bien avoir la même source que la migraine ophthalmique ou l'impression trop vive de la rétine, c'est-à-dire que lorsque l'œil était frappé d'une façon douloureuse par un effet tel que le soleil ou son reflet dans l'eau, ou bien un corps luisant renvoyant la lumière, il pouvait en résulter une attaque épileptique.

Il appuyait son ingénieux diagnostic sur l'exemple d'un soldat qui, la première fois qu'il fut à l'assaut et reçut une blessure, fut pris soudain du mal caduc : guéri ensuite, il passa un grand, nombre d'années sans accidents ; quand, une circonstance le ramenant dans la même ville et sur le même rempart, il retomba (tant fut grande, selon moi, l'émotion causée par les lieux qu'il revoyait !) dans ce même mal caduc auquel il avait échappé dans sa jeunesse. Car, n'est-il pas plus rationnel d'attribuer cette rechute au saisissement causé par l'aspect de ces mêmes remparts dont sa pensée avait laissé dormir longtemps le triste souvenir, et qui lui rappelait tout à coup ses malheurs ?

Il est du moins impossible d'admettre que dans les cas suivants de deux malades qui m'ont été adressés dernièrement, l'organe de la vue ait eu sa part.

Une jeune fille revenant des champs vit ou crut voir un homme qui se dirigeait mystérieusement vers elle. Saisie aussitôt d'une horrible panique, elle s'enfuit avec précipitation, et un mois était à peine écoulé qu'elle était en proie à cet horrible mal dont j'eus le bonheur de la guérir.

Un jeune volontaire de la marine, dans un de nos ports de France, et dans un moment où la chaleur inaccoutumée rappelait celle des tropiques, eut le malheur de céder un moment au sommeil, étant encore en faction ; réveillé brusquement et fortement réprimandé par son supérieur, et même menacé de passer devant un conseil de guerre, ce jeune homme en conçut tant d'effroi, que trois semaines après il était épileptique.

Il est des rechutes où l'imagination trop vive peut avoir sa part ; de cette nature me paraît celle qu'éprouve une personne redevenue épileptique, pour avoir vu tomber à ses côtés un malheureux affligé du même mal qui l'obsédait autrefois.

Ici, remarquons encore que ce n'est point par un effet de la vue, comme dans la migraine ophthalmique, mais bien de la terreur éprouvée, ainsi que dans l'hydrophobie contractée à vingt ans de distance de la morsure reçue et que j'appellerai plutôt folie aiguë, comme fruit d'une imagination frappée et non pas résultat tardif du virus lissique auquel je ne crois pas dans un tel cas ; je dirai plus tard les motifs de cette opinion.

Mais, quelle conséquence tirer de tous ces faits, sinon que les sens diversement affectés, quand ils le sont avec trop de puissance, peuvent amener un ébranlement simultané dans tous les nerfs de la vie organique?

Du reste, je partage tout à fait l'opinion du docteur Piorry, qui pense que l'*aura epileptica* a toujours lieu dans les attaques d'épilepsie, « car un des caractères constants est, dit-il, la « perte de la mémoire, et, par conséquent, les « malades peuvent fort bien ne pas se rendre « compte de ce qui arrive dans le temps qui pré- « cède immédiatement les accès; que dans quel- « ques cas, la transmission de l'*aura* peut être « très-prompte, que l'attaque peut avoir lieu « avant que l'impression de l'*aura* ait pu être « assez profondément gravée dans le cerveau « encore sain, pour que, lors du retour de la con- « naissance, la mémoire s'en conservât. »

A l'appui de la citation de ce savant professeur, est venu se présenter à mes études, un récent exemple, dans une jeune fille confiée à mes soins, chez laquelle j'ai observé que sur six attaques de haut mal, la moitié était précédée par l'*aura*.

DE LA NÉVRALGIE.

Je crois faire plaisir à mes lecteurs en donnant quelques rapides aperçus sur les maladies nerveuses qui affligent l'humanité, aperçus qu'ils ne chercheraient pas sans ennui dans les divers traités de médecine dont l'étendue pourrait les effrayer.

La névralgie que, suivant Chastanier, on devrait appeler *névrite,* est une douleur nerveuse, apyrétique, exacerbante, ou intermittente, avec ou sans irritation du nerf et de ses rameaux, mais aussi sans altération. La douleur du nerf est le point capital, et les lésions fonctionnelles des organes auxquels il se distribue ne sont que des phénomènes qui s'y rattachent.

Bichat reconnaît des coliques qui se manifestent dans les nerfs des ganglions semi-lunaires, et qui sont, dit-il, de véritables névralgies.

La gastralgie est celle de l'estomac. La névralgie est fixe, ou elle se déplace quelquefois avec une grande facilité; elle suit le trajet des branches nerveuses superficielles, ou bien se fait sentir dans les viscères profonds.

Il est rationnel de la diviser en deux branches :

1° Névralgie de la vie de relation;

2° Névralgie de la vie de nutrition ou des cavités splanchniques.

La névralgie reçoit aussi quelquefois les noms des faisceaux nerveux qu'elle affecte. Ainsi l'on dit : *Névralgie trifaciale, névralgie cervico-occipitale, intercostale*, etc.

Son invasion a lieu brusquement ou par degrés; tantôt la douleur qu'elle cause ressemble à une forte pression, à une meurtrissure; tantôt des élancements plus ou moins rapprochés se font sentir.

« Lorsqu'on pousse, dit M. Valleix, l'examen
« aussi loin que possible, on parvient presque
« toujours à retrouver la douleur dans le tronc
« nerveux lui-même ou dans le plexus qui pro-
« duit les branches atteintes. »

Dans les névralgies, il est souvent plusieurs points douloureux.

La peau indique quelquefois la présence de cette affection, par sa rougeur et sa chaleur. Quelquefois aussi il existe une fièvre locale avec contraction du cœur ; les vaisseaux veineux sont gonflés, et les artères battent avec force. Dans les névralgies trifaciales, le côté malade est quelquefois hypertrophié, ainsi que je l'ai vu chez plusieurs sujets. Dans la sciatique, au contraire, il y a souvent atrophie.

La motilité, par suite de la douleur, est quelquefois aussi plus ou moins affectée.

La névralgie produit aussi, dans son paroxysme, des convulsions et des accès hystériformes ou épileptiformes.

Par suite de la violence de la douleur, le pouls peut devenir fréquent et irrégulier, et la fièvre se montrer quelquefois par accès. La respiration peut aussi devenir gênée.

On remarque tantôt la constipation, tantôt la diarrhée et les vomissements ; l'urine est épaisse quelquefois, et la menstruation troublée.

Les extrémités sont froides ; des troubles nerveux, toujours graves, surviennent dans la nutrition, la mémoire et le sommeil des malades.

Ceux-ci deviennent quelquefois moroses, irascibles, hypocondriaques, et présentent les phénomènes du marasme et de la fièvre hectique.

Rien n'est si variable que l'étendue de la douleur causée par la névralgie.

Le nombre et la durée des attaques offrent aussi une grande variété.

Il est très-important d'étudier le mode de reproduction de ces crises ; les causes externes peuvent aussi influer sur leur retour.

La périodicité se rencontre surtout dans celle que l'on nomme trifaciale ; voyageur importun, elle fait aussi des migrations dans les divers points qu'elle affecte en allant quelquefois d'un côté de la tête à l'autre, ou bien en alternant avec une gastralgie.

Elle n'amène que rarement la mort, et par des accidents secondaires, comme on l'a observé dans une de ces affections trifaciales, où, par suite des douleurs, les mâchoires contractées ne permettaient plus l'introduction des aliments ni même des liquides.

D'après un de nos professeurs, la seule différence qui existe entre la névrite et la névralgie, c'est que cette dernière ne dure pas, tandis que la névrite est persistante.

NÉVRALGIE IDIOPATHIQUE.

Les névralgies semblent se développer particulièrement sous l'influence du froid subit, de l'humidité, d'un courant d'air, d'une mauvaise alimentation, d'une émotion morale.

Il est des névralgies sympathiques et symptomatiques d'autres affections.

Souvent une sensation de froid persistant sur
une partie quelconque, précède d'un ou de plusieurs jours les accidents névralgiques.

On remarque encore que les névralgies gan-
glionnaires se rencontrent particulièrement dans
les régions tropicales, et cette remarque de quelques auteurs est encore en faveur de mes opinions,
comme je me propose de le démontrer plus loin.

Suivant la plupart des pathologistes, cette affection résiste à tous les moyens thérapeutiques.
Aucun n'amène constamment le succès.

On a employé le sulfate de quinine à haute dose
pour la combattre, comme pour les fièvres per-
nicieuses; et quand il a échoué, il a été remplacé

par les préparations arsenicales, ou bien par les
semences de stramoine, deux heures avant les accès.

On a essayé tour à tour la térébenthine, la belladone, l'extrait de narcisse, de jusquiame, l'assa-
fœtida, le musc, le sous-nitrate de bismuth, le
kermès, etc., etc.

On a pratiqué, mais vainement, l'incision et
l'excision du nerf malade.

On s'est servi aussi de pilules de Méglin, produisant le même effet que les narcotiques.

La méthode endermique a été préconisée ; on a
conseillé aussi l'inoculation du sulfate de morphine
ou bien de la vératrine qui est, dit-on, plus efficace
que la méthode endermique.

Le docteur Piorry conseille les vésicatoires ou
les sinapismes sur le trajet du nerf.

L'électricité a été employée avec quelque succès
déjà, par Reil-Wilberg, Hayton, Bailly, Magendie
et dans le service de M. Andral.

En essayant d'une plaque d'acier aimanté, on
a constaté la guérison d'une névralgie du plexus
solaire, par l'application, sur l'endroit malade,
d'une barre de fer aimanté du poids de trois livres.

NÉVRALGIE DE LA VIE DE NUTRITION OU VISCÉRALGIE.

En admettant même que les nerfs de la vie organique soient exempts de douleurs névralgiques, on est amené à reconnaître que ces douleurs sont souvent occasionnelles d'une autre névralgie sympathique.

Les névralgies du cœur sont violentes et pires que la péricardite aiguë.

Les vomissements nerveux opiniâtres sont souvent névralgiques et symptomatiques, par exemple, des palpitations nerveuses, de la chlorose, de l'intoxication saturnine, de la variole, rougeole, fièvre intermittente.

La névrite est l'inflammation d'un nerf. Voici ce qu'en dit le docteur Cruveilhier : « Il résulte « de toutes les recherches anatomiques que j'ai « pu faire à cet égard, que les lésions anatomiques « des nerfs ne portent pas sur la fibre nerveuse « elle-même, mais bien sur le névrilème et sur « le tissu cellulaire adipeux, qu'on rencontre en

« assez grande quantité dans l'épaisseur de chaque
« cordon nerveux. »

Suivant quelques pathologistes, il faut classer
les névralgies parmi les névroses; cependant, il
me semble que cette affection moins grave, mais
faisant partie de l'autre, est différentielle en cela
que les sujets atteints de névralgie ressentent de
la douleur, ce qui lui donne un caractère tranché
sur la névrose.

Je viens de faire la rapide esquisse des caractères des principales névralgies, et de la manière
dont on les a traitées jusqu'ici avec tant d'insuccès; d'où il résulte, en général, que les médecins,
après l'application impuissante de ces anciens
moyens, ne savent plus dire à leurs malades que
ces désolantes paroles : « Le temps seul peut y apporter remède, votre maladie est nerveuse. »

Combien de personnes désespérées de cette
conclusion ont eu recours à mon traitement qui,
entrant davantage dans le secret de la vie organique, les a rendues à la santé après six, huit,
quinze, vingt et même trente ans d'épuisement
et de souffrances !

Après ces faits constatés, le lecteur me permet-
tra-t-il pas de croire à la supériorité d'un système
qui amène de tels effets?

DES NÉVROSES EN GÉNÉRAL.

Les auteurs du *Compendium* définissent ainsi
la névrose, dans leur excellent ouvrage : « Une
« maladie apyrétique ayant son siége dans une ou
« plusieurs parties du système nerveux encé-
« phalo-rachidien ou ganglionnaire, sans aucune
« lésion appréciable et primitive de ces systèmes,
« et se manifestant, en général, d'une manière
« intermittente, par des troubles graves qui peu-
« vent affecter séparément, simultanément ou
« successivement les parties du système nerveux
« dévolues au sentiment, au mouvement et à l'in-
« telligence. »

Ces névroses du sentiment, du mouvement et
de l'intelligence, tantôt idiopathiques, symptomatiques ou sympathiques, fournissent un grand
nombre de subdivisions sur lesquelles les auteurs
sont rarement d'accord.

Les plus importantes sont l'épilepsie, la folie,
le tétanos, la catalepsie, la chorée, les convulsions,
les palpitations et vomissements nerveux, les

spasmes de l'œsophage et ceux du larynx, l'asthme, la coqueluche, l'amaurose, la surdité, la gastralgie, le pica, la boulimie, l'entéralgie, l'hépatalgie, la splénalgie, l'éclampsie, l'hystérie, l'apoplexie nerveuse et l'hydrophobie.

Les névroses de la vie de relation ou de l'intelligence offrent moins de danger que celles de la vie de nutrition.

Les altérations du sang, la surexcitation nerveuse sont, disent toujours les auteurs, les principales causes de ces maladies ; elles se rencontrent plus souvent chez les femmes que chez les hommes, et quoiqu'elles soient communes à tous les âges, elles surviennent principalement à l'époque de la puberté, pendant la grossesse et à l'âge critique.

La névrose sympathique doit être combattue dans le siége même du mal, les saignées conviennent quelquefois lorsqu'il y a pléthore.

On a employé tour à tour les narcotiques, la belladone, la jusquiame. Le docteur Trousseau a conseillé la méthode substitutive au moyen de la strychnine, dans la chorée, en provoquant des convulsions accidentelles qui remplaçaient les réelles. La noix vomique lui a servi aussi à atteindre le même but.

HYGIÈNE.

On a conseillé la natation, les bains froids, les distractions, les voyages de toute sorte, l'exercice du cheval, la campagne, enfin une nourriture fortifiante et succulente pour les uns, lactée et frugale pour les autres.

Que de causes amènent les névroses et les névralgies ! Parmi elles se trouve la répercussion des maladies cutanées, ainsi que je l'ai souvent observé dans ma pratique.

Je ne saurais expliquer leur influence fâcheuse, que parce qu'elles déterminent par leur présence (comme j'aurai l'occasion de le démontrer encore) une exagération de fluide électrique sur un organe quelconque, qui se trouve ainsi affecté jusqu'à meilleure répartition, dont l'effet immédiat est de rétablir la santé, en rétablissant les modes circulatoires et les fonctions de la peau.

ÉTUDE D'UNE NÉVROSE COMPLIQUÉE.

Je place ici, un de mes souvenirs les plus
heureux, et qui pourra, j'espère, intéresser
un peu mes lecteurs, l'étude d'une névrose com-
pliquée d'une manière inouïe, que je fus appelé
à combattre. La malade avait été abandonnée
par ses médecins ordinaires, et cette étude dé-
montrera encore l'inefficacité des moyens auxquels
on a recours en général.

Cette névrose fut amenée par les suites d'une
couche laborieuse. Je laisse parler, sans rien al-
térer de son récit, la mère de cette jeune femme,
témoin des phases si bizarres de sa maladie.

Mme B... n'ayant pu amener naturellement au
monde un enfant, on en vint, au bout de douze
heures, à l'application du forceps, tant les douleurs,
sérieuses d'abord, étaient devenues faibles.

Elle avait déjà éprouvé des accidents nerveux,
tels qu'un tremblement convulsif, accompagné
d'effets extraordinaires du nerf optique, qui lui
représentait les objets comme renversés autour

d'elle; les têtes des personnages lui paraissaient en bas dans les gravures supendues aux murailles.

Dès le commencement des douleurs, elle se plaignait de l'estomac.

Une perte considérable eut lieu; une nuit assez calme suivit cette terrible journée, la malade eut peu de fièvre. Les douleurs de l'estomac revinrent plus intenses; on crut devoir y appliquer trois sangsues. Dès qu'on essaya de lui donner des aliments, les vomissements se déclarèrent; on la soutint pendant quelque temps, par de la glace; on crut aussi devoir en appliquer quelques morceaux sur l'épigastre. Le huitième jour elle eut une attaque de nerfs et des douleurs très-vives dans les jambes; le dixième amena un peu de calme, mais en même temps une faiblesse. Le onzième elle mange un peu de viande et prend un peu de malaga. Le pouls inégal et nerveux dépasse 140 pulsations. Les douleurs de l'estomac persistent, malgré les emplâtres, les cataplasmes laudanisés : les crises se succèdent sans répit. Elle ne perd connaissance que pour entrer ensuite en convulsions et consécutivement dans de terribles attaques de nerfs! Elle mange peu, ne peut rester sur le côté gauche, tant le cœur bat avec violence; elle éprouve des étouffements.

On croit devoir lui donner trois verres purgatifs avec la magnésie, pour vaincre une constipation qui dure depuis neuf jours. On obtient l'effet attendu, mais elle perd connaissance; bientôt la nutrition n'a plus lieu, la violence du mal semble se porter aux intestins. Plus de repos la nuit, les douleurs sont générales; alors commence une série d'inconcevables phénomènes nerveux. D'abord elle reste quelque temps muette, n'entend plus, et ce sens à peine revenu, elle perd celui de la vue; la sensibilité est exquise, exagérée; le plus faible bruit l'inquiète, les moindres odeurs s'exhalant du rez-de-chaussée sont perçues par elle au deuxième étage. Le pouls demeure toujours faible et vif. Plus de fonctions de la peau; la constipation continue, on a recours aux lavements purgatifs qui amènent une grande quantité de matières; une violente attaque, semblable par ses symptômes à une attaque d'épilepsie, eut lieu après ses déjections. On crut aussi reconnaître une tumeur au côté gauche, mais elle disparut lors des évacuations alvines. Les mêmes attaques se montrèrent fréquentes et accompagnées de folie dont les signes étaient déchirants de tendresse maternelle. Enfin, la malade se plaint d'avoir le cœur comme noyé ou serré dans un filet; on craint un épanchement; la musique semble lui faire un peu de bien. Le mal continue sa marche ascendante; sa tête devient insensible, son regard est fixe et sa prunelle vitrée. Dès le second mois, elle est paralysée des membres inférieurs d'où toute vie semble retirée; elle reste nuit et jour, ne pouvant plus étendre les jambes, accroupie sur des coussins, dans l'attitude de la Madeleine de Canova, et dans cette position fait sans cesse le geste de bercer un enfant. L'estomac lui permet maintenant de manger quelques pâtes pectorales; mais la folie, la paralysie et les spasmes sont désormais permanents. Voyant l'insuccès de tous les soins connus, sa mère vint tout en larmes me supplier de lui donner les miens; ce que je fis enfin, n'employant pour cette malade que le traitement conseillé dans cet ouvrage pour la répartition plus égale du fluide électrique.

L'histoire si particulière de cette maladie ne serait-elle pas inconcevable, sans cette donnée, si positive pour moi, de la rapidité de l'influx nerveux, se portant tour à tour sur divers points en laissant des traces fâcheuses qui se traduisent ici par la folie, les attaques épileptiformes et la paralysie? Si mon système (comme toute chose nouvelle) venait à rencontrer le doute et la négation,

j'aurais du moins, pour m'en consoler et m'affer-
mir en lui, ce nouveau succès, que peuvent constater, aux yeux d'un grand nombre de personnes,
la raison et la santé actuellement florissante de cette
jeune dame rendue à l'affection d'un mari et
d'une famille entière.

DE L'ÉPILEPSIE.

Je crois devoir rappeler d'une manière aussi succincte que possible ce que disent les principaux auteurs sur cette terrible maladie, non pour les médecins qui connaissent aussi bien que moi son historique, mais pour les personnes étrangères à la médecine, que ces détails intéresseront peut-être.

Son nom le plus rationnel est *épilepsie* (επιληψια, de επιλαμβάνω, saisir).

En effet, elle frappe comme la foudre, étreint comme la serre de l'aigle sa malheureuse victime qui se débat dans d'affreuses convulsions. Elle est intermittente, la fièvre ne l'accompagne pas. Insidieuse dans sa marche et dans ses caractères, souvent rien ne l'annonce : le patient renversé, l'œil fixe, les dents serrées, la bouche tordue par un horrible rire, laissant échapper une écume parfois sanguinolente, les pouces violemment contractés dans les mains; la face turgescente et violacée, offre une épouvantable ressemblance

avec ces damnés du Dante, représentés par l'é-
nergique pinceau de Michel-Ange.

On l'appelle aussi *mal caduc* (de *cadere*, tomber).

A son aspect les anciens Romains suspendaient
leurs comices ou assemblées, quand l'un des
orateurs (présage funeste aux yeux du paganisme),
ressentait ses atteintes, au milieu de ses collègues
effrayés.

Parmi les noms si nombreux qu'on lui a don-
nés, on signale aussi celui de *mal divin*, voulant
indiquer par là la croyance où étaient les peuples
que cette affliction était une punition des cieux.

L'insensibilité est si profonde qu'un malheureux jeune homme, que je fus appelé à soigner,
ne sentit même pas, dans le paroxysme d'une crise,
le feu qui dévora jusqu'aux os les chairs de son
pied.

Je remarquerai, à ce sujet, que vainement quelques médecins croient à la guérison de l'épilepsie
par la cautérisation faite au siége présumé des
attaques : deux objets d'études semblables se
sont présentés à moi, avec des brûlures accidentelles, et non-seulement je n'ai pu constater de
changements favorables, mais au contraire ces
nouveaux malheurs avaient augmenté l'intensité

des accidents, en augmentant la surexcitation générale. Aussi ce moyen, conseillé par quelques-
uns de mes confrères, me paraît difficilement
pouvoir atteindre le but qu'on se propose, et s'il
faut en juger par les deux cas dont je viens de
parler, ils sont même dangereux.

Revenus à la vie de l'intelligence, les épileptiques (bienfait du Ciel dans une telle misère), ne
conservent nul souvenir de ce qui s'est passé.

Il est difficile d'énumérer, depuis Hippocrate
jusqu'à nous, le nombre de médecins qui se sont
occupés de ce mal, et plus difficile encore d'ac-
corder leurs opinions, toutes bâties sur des hypo-
thèses.

Tantôt ils croient l'épilepsie pléthorique et tantôt humorale. L'un la fait sympathique d'une
irritation éloignée; des tumeurs, des tubercules la
déterminent, suivant les autres ; compagne presque habituelle de l'idiotisme, elle naîtrait dans le
cerveau, suivant d'autres encore; Esquirol dit
qu'elle se remarque plus souvent chez les enfants
et les femmes que chez les hommes et les adultes.

Les lésions organiques peuvent être causes occasionnelles , suivant quelques pathologistes, et,
suivant eux encore, les secousses morales et physiques ont souvent une toute-puissance d'effet.

Ainsi une nouvelle inattendue et douloureuse
peut causer un premier accès; tous les excès
peuvent avoir les plus funestes résultats, l'ivresse,
le chagrin, l'envie, la colère, et la frayeur surtout;
enfin, toute *aberration* de l'esprit et du cœur.
Aussi tout médecin honnête homme et désireux
de contribuer à l'amélioration de la société et au
bien-être des individus, doit dire, s'adressant aux
chefs de la famille, et plus particulièrement aux
jeunes mères : « Elevez vos enfants vous-mêmes,
« s'il se peut; conservez ce soin si doux, l'un de
« vos plus honorables priviléges; surtout ne con-
« fiez pas leur jeune âge, duquel dépend toute
« leur existence future, à des mains étrangères;
« vous protégerez mieux ces plantes si fragiles et
« de l'ardeur du midi, et du souffle naissant des
« passions! Ils ne verront en vous ni l'égoïsme,
« ni les inégalités d'humeur des personnes qui ne
« leur doivent pas la tendresse d'une mère : votre
« actif dévouement préservera mieux leurs mem-
« bres encore délicats des contusions et des chu-
« tes dont les suites sont souvent inconnues; la
« nécessité de leur donner un sage modèle vous
« habituera à veiller de plus en plus sur vos pro-
« pres penchants, que vous perfectionnerez pour
« un aussi noble but, et quand vous aurez déve-

« loppé en eux une raison élevée, un cœur géné-
« reux et droit, sanctuaire des sages traditions et
« du respect de la famille, il sera rare qu'une
« santé florissante, compagne d'un travail raison-
« nable et d'une gaieté franche, ne soit pas le
« partage de votre élève; et, non moins fière que
« cette dame romaine à qui ses amies deman-
« daient de leur montrer ses richesses, comme elle,
« vous ferez voir vos enfants, qui seront aussi vos
« plus chers joyaux [1]. »

Pour revenir à l'étude matérielle de l'épilepsie, l'anatomie elle-même n'offre que des symptômes dissemblables et confus où l'esprit s'égare de l'effet à la cause.

Greding, Portal, Bouchet, Cazauvieilh, ont remarqué de fréquents ramollissements du cerveau; et les mêmes, dans d'autres recherches anatomiques, l'ont trouvé au contraire, ainsi que Morgagni, Méchel et Boerhaave, dur et même cailleux, et ont constaté l'induration des deux substances; enfin, selon M. Foville, dans les sujets dont les fonctions intellectuelles et locomotives n'ont pas eu de perturbations durables, le système nerveux

---

[1] Je ne crois pas inutile de conseiller aux jeunes mères le livre de l'*Éducation des Filles*, de Fénelon, et ceux que de notre temps M. Saint-Marc Girardin a faits aussi sur l'éducation.

ne montre aucune altération constante, et si le malade a succombé à une autre affection, on ne trouve rien, dans le plus grand nombre des cas, si ce n'est quelquefois un cancer, une production ostéo-calcaire, qui peut être regardée comme cause occasionnelle de la maladie.

Si le malade est mort dans les attaques, on trouve presque toujours une congestion encéphalique ; mais cette altération est due, comme je le pense avec l'un de nos professeurs, à l'asphyxie à laquelle a succombé le malade.

Enfin, fait constaté par un grand nombre de pathologistes, quelquefois l'examen le plus attentif ne peut faire découvrir la moindre lésion.

« On trouve souvent, dit le docteur Esquirol, « des altérations dans les formes du crâne et des « lésions organiques dans le cerveau des épilepti- « ques ; mais remarquons que toutes les têtes mal « conformées n'appartiennent pas toujours à des « épileptiques ; qu'il est impossible de dire que « telle conformation du crâne sera suivie d'épi- « lepsie. »

TRAITEMENT ANCIEN.

L'expérience a démontré qu'il n'y a pas de traitement à faire pendant l'accès de l'épilepsie, qu'il faut seulement contenir le malade de peur qu'il ne se blesse.

Dans les congestions cérébrales trop fortes, il faut, disent les uns, se hâter de saigner, surtout lorsqu'il y a prodrome ou signe précurseur de l'accès.

Ainsi, un vieux soldat qui en avait tous les mois, prévenu douze à vingt-quatre heures d'avance, fut débarrassé, par une saignée périodique, selon la remarque de MM. Roche et Samson.

D'autres praticiens emploient, combinées ensemble, ou tour à tour, la valériane et l'oxyde de zinc, ou bien le musc, le camphre, la feuille d'oranger, l'opium, l'huile animale de Dippel, l'huile essentielle de térébenthine, la liqueur de Van-Svieten (Culerier). Les cautères, le moxa, comptent aussi des partisans. Les auteurs citent encore une foule d'essais plus ou moins heureux ou inutiles.

On s'aperçoit aisément de la confusion de tous ces moyens indiqués, non moins que de celle qui règne chez les auteurs, dans toute l'histoire de cette maladie, arcane douloureux où la science et la raison se sont égarées jusqu'ici.

Parmi les remèdes préconisés par les uns, rejetés par les autres, et particulièrement par Esquirol, on remarque le nitrate d'argent.

J'ai constaté moi-même ses mauvais effets chez plusieurs de mes malades qui avaient été soumis à ce moyen, antérieurement à mon traitement; outre la couleur cuivrée qu'il donne à la peau, les traces fâcheuses laissées par lui dans l'ensemble de la constitution me frappèrent, ainsi que le mauvais état du tube intestinal.

MES OPINIONS.

Pour tout résumer, l'épilepsie est encore considérée aujourd'hui, par le plus grand nombre des
médecins, comme une maladie contre laquelle la
science et restée impuissante.

Cette impuissance pénible viendrait-elle de ce
qu'on n'a pas jusqu'ici assez approfondi les lois
qui régissent l'ensemble de l'univers ?

Qu'on ne se hâte pas trop de sourire en m'en-
tendant énoncer cette idée qui semble ambitieu-
sement chercher dans l'immensité, les causes des
malheurs de notre fragile espèce. Je m'explique :

L'étude de l'anatomie est sans contredit né-
cessaire, mais je pense que la connaissance de la
chimie et celle de la physique ne le sont pas
moins au médecin observateur qui veut s'occu-
per de cet ordre de maladies.

Grâce au progrès de ces deux sciences, il est de
plus en plus prouvé que tout ce qui vit est soumis
à l'influence électrique. Comment donc l'organisme de l'homme pourrait-il y échapper par une
exception unique, et qui serait un état anormal
dans l'harmonie universelle de la nature ?

Dans sa puissance, l'électricité (qu'il me soit permis d'émettre ici cette opinion) me semble, suivant l'ordre divin, la cause seconde et immatérielle, l'agent insaisissable de tout mouvement de la matière, et par similitude, l'impondérable preuve de l'âme humaine, cette autre essence invisible et immortelle, qu'ont révélée en tous les temps et à tous les peuples le sentiment et la raison.

Puis de l'homme mortel élevant les yeux vers le ciel, son admirable tente, considérant quel ordre et quelle sage économie de moyens président dans l'immensité de la création, je me dis encore : Qui sait si Dieu n'a point posé comme moteur universel, une électricité supérieure qui, par son influence, aide, ainsi que la pesanteur, à la gravitation des astres, calculée avec tant de justesse ?

En ce temps de recherches laborieuses, quel savant, ses instruments à la main, viendra, hardi navigateur de l'espace, nous expliquer enfin d'une manière lucide, l'essence même du soleil, ses phénomènes par rapport à la terre, et par rapport aussi à son magnifique cortége, dont rien ne trouble l'incompréhensible harmonie? Mais, dans ce monde soumis à de plus humbles investigations, qui peut nier, par exemple, l'action dès fluides atmosphériques sur l'existence des plantes? MM. Liebig et Béquerel ont démontré, le galvanomètre à la main, que leur germination et leur accroissement sont dus à un échange continuel d'électricité entre le ciel et la terre, et que ces courants favorisent puissamment la végétation.

Même l'électricité, au moyen de la machine dont Franklin conçut le premier l'ingénieuse idée qui faillit lui coûter la vie, accélère tellement, comme tout le monde le sait, ou peut en faire l'expérience, la germination d'une petite graine quelconque, qu'il est permis de dire par hyperbole qu'on la voit, qu'on l'entend pousser. Déjà une foule de physiologistes ont observé que les phénomènes de la vie chez les animaux étaient également exagérés par les courants qui augmentent l'absorption et l'exhalation.

Je citerai à l'appui cette expérience tentée sur des œufs de poule, dont l'éclosion devint plus rapide, parce qu'on avait eu l'ingénieuse idée de les soumettre à une électricité régulière.

Les journaux ont raconté, il y a quelque temps, que des cailles étant venues se poser sur les fils des télégraphes électriques au moment où ils étaient en fonction, elles reçurent une commotion si forte qu'elles tombèrent tout étourdies. La possibilité de ce fait se comprend, quand on se rappelle que l'ara rouge, espèce de perroquet, est frappé de mal caduc, dans une partie de l'Océanie, appelée la Nouvelle-Guinée, dès que cet oiseau vient se poser sur une barre ou une tringle de fer; le sol de ce pays étant excessivement électrique. Que conclure de ces différentes observations, qui ne tourne au profit de mes idées sur l'épilepsie ?

Dans aucune affection, l'action électrique n'est plus visible que dans cette maladie. Je citerai seulement, à l'appui de cette assertion, le phénomène qui a lieu dans celle connue sous le nom d'*aura epileptica*, et dont le point de départ est éloigné de la tête. Si l'on empêche sa rapide ascension vers le cerveau, en pratiquant à l'avance une ligature au-dessus de ce même point de départ, aussitôt l'accès est arrêté par cette opération si simple. Mais si l'on vient à enlever cet appareil, l'accès renaît et parcourt toutes ses phases.

Quelle peut donc être la cause essentielle de ces divers phénomènes ? Je comprends qu'il y ait une cause occasionnelle, comme une épine ou tout autre corps étranger, ou souvent même une constitution faible et éminemment nerveuse ; mais rien ne peut expliquer l'effet prêt à se produire et arrêté soudainement par la ligature, puis se reproduisant encore aussitôt qu'elle est enlevée, si ce n'est l'excès de l'une des deux électricités ou fluide nerveux qui se porte comme l'éclair vers le cerveau et produit par sa présence tous les accidents de l'épilepsie.

Cette concentration de fluide peut avoir des causes bien différentes, d'où naît la difficulté d'indiquer un traitement dans toute la rigueur du mot, et l'impossibilité d'un spécifique, puisque chacune de ces causes doit apporter un changement dans la manière de combattre l'épilepsie, ou du moins des modifications importantes.

Il n'est nul besoin de dire que si elle est due à un corps étranger, il est rationnel d'enlever d'abord ce corps. Mais si elle est le résultat d'une irritation ou d'un défaut de sécrétion de la peau, le traitement ne peut être le même. Il faut encore le changer si la maladie est due à des vers contenus dans les intestins ; sans aucun doute, on comprend que l'expulsion de ces animaux, dont la présence amène chez quelques-uns de tels désordres, puisse y mettre fin.

Je m'explique facilement aussi qu'une cause

externe, comme un coup, une chute, une blessure enfin, détermine chez quelques sujets de graves névroses. Mais quoique plusieurs médecins aient cette opinion, qu'il n'y a pas de lésion vitale sans lésion matérielle; je ne saurais être de leur avis, puisqu'à l'autopsie de beaucoup d'individus qui ont été emportés par suite d'une névrose telle que l'épilepsie, et au moment d'une attaque, les altérations que l'on a rencontrées dans le cerveau ne provenaient pas, suivant moi, de cette affection. Combien de fois les mêmes lésions sont rencontrées dans d'autres personnes mortes de différentes maladies ! Je partage donc la conviction du savant professeur Piorry, qui pense que les épanchements cérébraux, que l'on remarque chez ceux qui ont succombé aux atteintes du mal caduc, ne proviennent uniquement que de l'état d'asphyxie, cause probable de la mort.

Les altérations sous le rapport de la consistance de l'encéphale ne peuvent-elles donc venir des chutes si nombreuses auxquelles sont sujets les épileptiques en général?

De ces chutes répétées est venu le nom vulgaire de *haut mal*, dont on se sert encore aujourd'hui, lequel indique assez bien que ceux qui en sont atteints tombent de toute leur hauteur.

DU MARIAGE CHEZ LES ÉPILEPTIQUES.

Pour les sujets atteints d'épilepsie congéniale, je pense qu'ils doivent s'abstenir de mariage, si leurs parents étaient épileptiques eux-mêmes.

Mais si l'épilepsie a été acquise seulement dès le sein de la mère, par l'effet d'une vive émotion, qu'ils aient été guéris dès leur jeune âge et qu'ils aient acquis une très-bonne constitution, ils pourront encore, en apportant le plus grand soin dans leur choix, former une heureuse union.

Pour l'épilepsie acquise dans l'enfance seulement et guérie dans les premières années de la vie, la santé étant devenue parfaite, le mariage me semble permis; mais alors le choix de la personne est encore de la plus haute importance; car il faut éviter le rapprochement de deux natures nerveuses : il faut donc chercher, pour former ce lien, quelqu'un d'une bonne constitution, d'une grande bienveillance, d'une douceur de caractère parfaite, d'une bonne éducation et d'une raison supérieure.

J'ai vu plusieurs fois aussi l'épilepsie héréditaire contractée par les derniers enfants de parents qui l'étaient devenus, bien que les premiers nés ne le fussent pas, étant arrivés au monde avant que les auteurs de leurs jours eussent été atteints de ce mal.

Les médecins partisans des lésions matérielles, dont je ne puis partager les idées absolues, croient en rencontrer dans toutes les affections, prenant ainsi l'effet pour la cause. S'il fallait admettre leur opinion, comment expliquerait-on ces différentes maladies nerveuses, déterminées si souvent par des causes morales? Par exemple, que dire, à leur point de vue, de la naissance d'un enfant épileptique venant d'un père ou d'une mère bien portants, et que celle-ci met au jour frappé (lui seul) de ce cruel fléau, par la seule frayeur éprouvée par la mère dans le temps de la gestation, en voyant tomber un épileptique auprès d'elle, en proie à un violent accès? Un enfant, né sous cette triste influence, me fut amené, il y a huit ans : il était âgé de six ans; chaque jour il avait trois attaques, précédées et suivies de vingt-quatre à trente convulsions; une bonne le tenait sans cesse pour qu'il ne se blessât pas; il était alors comme idiot. Au bout de quatre mois de traitement, il est reparti guéri et a recouvré ses facultés, au point de remporter plusieurs prix à son collége. Il est maintenant d'une physionomie intelligente et montre en tout les plus heureuses dispositions; ses attaques n'ont jamais reparu.

Un autre exemple encore s'est présenté à moi. Une dame enceinte d'un fils, que j'ai guéri depuis, s'étant trouvée témoin à Paris des scènes les plus sanglantes de la Révolution de 1830, eut le malheur d'amener au monde cet enfant idiot et épileptique.

Je crois donc que le siége de la plupart des névroses se trouve placé dans le système nerveux de la vie organique.

Toutes les causes morales influencent extraordinairement les organes aux fonctions desquels ces mêmes nerfs président, tels que ceux du thorax et du bassin.

Quel praticien ne connaît l'effet de l'influence morale sur le cœur, sur l'utérus, et surtout sur l'estomac? C'est ce dernier qui paraît être l'organe le plus sensible.

En effet, n'est-ce pas lui qui se trouve le premier affecté, lorsque soudainement une nouvelle pénible nous est annoncée? De là, le plexus solaire, comme centre de la vie, à son tour est perturbé, et le système ganglionnaire ayant de nombreuses anastomoses avec le système nerveux de relations, va reporter au cerveau l'impression perçue par le premier; et c'est la disposition anatomique des ganglions nerveux dont la mission paraît être d'accompagner le système artériel, qui est venue corroborer mon opinion sur le rôle important que joue le système nerveux ganglionnaire dans le développement de la plupart des névroses.

Que se passe-t-il donc dans cette crise de l'âme, que ressent d'abord le plexus solaire et qui a bientôt son retentissement au cerveau? C'est que la santé ne pouvant exister que par le parfait équilibre ou harmonie des deux électricités, causes physiques de l'existence, les nerfs de la vie organique fortement excités, déterminent ainsi tous les phénomènes qui accompagnent la plus affreuse des névroses, je veux dire l'épilepsie.

L'étude anatomique faite par Scarpa, juge compétent dans cette matière, me démontrant la composition du système nerveux de la vie organique, et les ganglions, traversés par une grande quantité de vaisseaux sanguins, viennent encore me fortifier dans l'opinion que je viens d'émettre touchant l'électricité négative conduite vers le cerveau par les nerfs et y rencontrant la seconde électricité, dite positive, qu'amènent ces mêmes vaisseaux sanguins; de cette rencontre naît, suivant moi, le choc, quand l'accumulation du fluide négatif est trop forte, et de là la crise qui survient, suivant le genre de névroses et l'irritabilité du sujet.

Pour me résumer enfin, il semble que toutes les harmonies de la vie et du mouvement soient dans la dépendance du système électrique.

Mais les peines ou les sensations trop vives de frayeur, de colère, de passion quelconque ont le pouvoir d'en rompre l'équilibre, et de cette rupture naît souvent, comme j'ai tâché de le démontrer, un désordre dans l'économie, qui se traduit chez les uns, par l'épilepsie, la folie; la fièvre cérébrale, la catalepsie, etc., etc., chez les autres. Et quel autre principe que ce principe foudroyant pourrait être reconnu en de tels effets?

Je crois aussi que l'épilepsie et la catalepsie peuvent naître quelquefois par soustraction du fluide, et je me réserve de le démontrer plus tard; l'amaurose elle-même me semble se développer par le défaut de courants.

Voici deux faits qui viennent encore appuyer

l'opinion que j'énonçai depuis longtemps sur le siége de l'épilepsie.

Deux personnes, auxquelles je suis en ce moment appelé à donner mes soins, atteintes toutes deux du choléra asiatique, n'échappèrent à ce cruel fléau que pour être victimes de celui non moins affreux de l'épilepsie : je dois dire que dans l'intention de les sauver du choléra, on leur a fait des frictions mercurielles sur le ventre. C'est, il me semble, à ce médicament d'une trop grande puissance que l'on doit attribuer cette névrose.

J'ai fait aussi deux observations qui m'ont, en outre, servi à étayer ma manière de voir dans cette affection terrible.

Je fus appelé pour deux enfants, l'un de trois ans, l'autre de sept, tous deux nés de parents très-nerveux et déjà atteints d'éclampsies et d'épilepsie dès leur bas âge.

Le premier éprouve tout à coup une convulsion, mais plus forte que de coutume. Ne sachant à quelle cause attribuer cette augmentation dans sa crise ordinaire; craignant d'ailleurs l'invasion d'une maladie éruptive, j'eus recours dans cette circonstance à tous les moyens que la prudence conseillait, et je m'en félicitai en voyant le len-

demain la rougeole apparaître avec tous ses caractères.

A un mois de là, une attaque d'épilepsie, également plus forte que celles qu'il avait eues jus-
que-là, se montre chez l'autre de ces jeunes malades; me rappelant le premier exemple que je
viens de citer, j'annonçai aux parents alarmés.
qui m'entouraient, que leur enfant allait probablement avoir une maladie éruptive: en effet, elle
survint aussi à deux jours de là.

Ces deux cas m'ont démontré encore que les
nerfs de la vie organique sont les points de départ des phénomènes convulsifs, et la muqueuse
du tube digestif, qui se trouve d'abord affectée
dans toutes les maladies éruptives , serait , suivant moi, vu son état morbide, la cause d'un
plus grand dégagement d'électricité, et par suite
de tous les accidents nerveux.

Que de faits, dans ma pratique, n'aurais-je pas
à consigner, qui tous appuient et confirment ma
proposition touchant le mal caduc et en général
toutes les maladies nerveuses que je me suis ap-
pliqué à étudier spécialement!

Enfin, quoique ce système de l'épilepsie, dé-
terminée en général par l'exagération de fluide
électrique, me semble apporter la lumière et ré-

tablir l'ordre dans le chaos qui existait dans cette partie de la science, on comprend l'impossibilité d'un traitement uniforme, d'une panacée universelle qui ne serait véritablement que la rêverie d'un utopiste, laquelle ne pourrait tout au plus obtenir que de rares guérisons, dues plutôt au hasard qu'à un traitement raisonné.

Il est constaté, par les tableaux statistiques, que les cas d'aliénation mentale sont plus fréquents en juin et juillet qu'en janvier et février. Cette fréquence de la folie, en raison directe de l'élévation de la température, vient à l'appui même de ma théorie pratique sur les maladies nerveuses.

Je regarde les grandes chaleurs comme favorables à son développement : la puissance plus grande du soleil à cette époque appelant les effluves du fluide vers le cerveau, détermine les accidents.

Ce que j'énonce ici me rappelle des notes que j'ai prises sur la cause de la maladie d'un jeune marin qui me fut amené, lequel ayant navigué sous la ligne équinoxiale, reçut un violent coup de soleil, qui eut pour résultat de le rendre épileptique ; bien triste effet d'une imprudence qui vient encore ajouter une nouvelle preuve aux idées qui font l'objet de cet opuscule.

FOLIE.

Aliénation, démence, folie, noms spéciaux que notre langue a adoptés pour peindre une des afflictions les plus profondes de notre fragile humanité.

Le délire en est l'effet, et Galien le définit ainsi : « Un accident de l'organe sous la dépendance duquel est la pensée. »

La seule histoire de la folie serait immense, et dépasserait infiniment le cadre restreint dans lequel je dois me renfermer ; parcourons cependant avec rapidité ce qu'en disent les auteurs.

Le docteur Foville dit, à son sujet : « Ce qui ca-
« ractérise essentiellement l'aliénation mentale,
« c'est un trouble des fonctions intellectuelles
« compliqué ou non de celui des sensations et des
« mouvements, sans altération profonde et durable
« des fonctions organiques. »

« La folie, dit Esquirol, est une affection céré-
« brale, ordinairement chronique, sans fièvre,
« caractérisée par des désordres de la sensibilité,
« de l'intelligence et de la volonté. »

Mais qu'il est difficile d'établir ce point exact et insaisissable qui sépare ou qui limite la raison de l'homme dans toute sa perfection, avec les premières atteintes de cet étrange mal qu'on nomme folie !

L'exaltation d'un grand conquérant, d'un hardi navigateur, d'un géomètre, d'un poëte, y touche-t-elle?

Qui sait l'affinité de l'enthousiasme de Michel-Ange avec la démence, quand lui-même, enivré des sévères beautés de son œuvre, criait à son Moïse, lui frappant les genoux : « Allons, parle maintenant ! »

Il faut admettre, en thèse générale, cet axiome de M. Lélut, que notre raison est la mesure de la folie des autres. Mais quelle mesure incertaine et variable !

La différence d'éducation, les temps, les climats ont leurs influences, qui doivent nous rendre circonspects et pleins d'indulgence dans nos jugements touchant les simples bizarreries de caractère.

Quant à l'esprit trop tendu sur un même objet, comme la corde d'un arc cassant sous une main rigide, il peut, instrument délicat, se briser sous une attention continue.

Enfant intelligent de l'âme, s'il parvient à son but, on élève des statues à celui qui s'en est servi pour le bien de son pays, ou seulement pour sa gloire personnelle ; s'il échoue, Bedlam ou Charenton lui servent de gémonies...

L'histoire de l'imagination et des jours heureux ou néfastes de l'humanité tout entière ne semble-t-elle pas se révéler dans la grande figure de Christophe Colomb, tantôt l'égal, le protecteur des rois ; tantôt traité de fou, persécuté, méconnu ; voyant enfin ses compagnons à ses pieds, rompre ces mêmes fers dont ils l'avaient indignement chargé, et s'incliner confus devant lui, quand son doigt déjà montrait à l'horizon cette île de San-Salvador, richesse que leur livrait son génie !

Dans une mesure plus étroite, n'ai-je pas vu l'inventeur du diorama, le célèbre Daguerre dont nous regrettons la perte récente, traité de maniaque et de cerveau brûlé, par ses amis, quand il leur parlait de son admirable découverte, de la reproduction des objets par eux-mêmes dans le daguerréotype, découverte alors à l'état d'embryon, qui, devenue plus tard admirable et sensible pour tous, fut alors l'objet des louanges les plus exaltées ?

Tout en signalant, comme on le doit, la gravité

du danger qui existe pour l'homme de s'abandon-
ner à ses passions sans frein ni mesure (voie souvent dangereuse et qui conduit à la folie véritable),
il faut cependant reconnaître une nuance sensible
dans le délire des passions ou dans celui de la
folie proprement dite. M. Lélut, que j'ai déjà eu
l'occasion de citer, définit ainsi cette différence :

« Les symptômes de la folie véritable sont un
« trouble moral plus ou moins général ou com-
« plexe, existant sans conscience de la part de
« l'individu qui l'éprouve; ayant lieu spontané-
« ment, avec ou sans causes extérieures actuelles ;
« se traduisant par une erreur, non-seulement
« sur les intentions, mais encore et surtout sur
« l'existence des personnes et des choses, et enfin
« par la désassociation des idées. »

Au contraire, le trouble moral des passions est
dépeint ainsi par lui :

« Les caractères de l'état de raison qui a le plus
« d'analogie avec la folie (c'est-à-dire la passion),
« sont un trouble moral partiel, existant avec
« conscience de la part des individus qui l'éprou-
« vent, ayant une cause extérieure actuelle et se
« traduisant par une erreur sur les intentions
« seules, par l'association trop rapide et la nature
« trop exclusive des idées. »

Les noms et les divisions de la folie varient presque autant que ses formes.

Comment peut-on essayer de les classer comme les plantes d'un herbier qui forment des familles très-distinctes? Et cependant, beaucoup d'auteurs admettent, par exemple, une manie gaie, autre que la lypémanie ou mélancolie, sans faire attention que le même malade passe brusquement de la gaieté à la tristesse et de l'attendrissement à la fureur.

Esquirol ramène toutes les maladies mentales à cinq genres : la lypémanie ou mélancolie des anciens, la monomanie, la manie, la démence et l'idiotie.

L'idiotie, suivant Prichard, est le résultat d'un vice congénital; cet auteur me paraît trop généraliser cette idée, puisque l'idiotie résulte souvent de l'épilepsie.

ANATOMIE DU CERVEAU.

Il est bien constaté qu'ainsi que chez beaucoup d'épileptiques, il est des cerveaux de fous, chez lesquels l'examen anatomique n'a pu reconnaître aucune lésion. Ainsi l'ont remarqué, contrairement au système de Gall, beaucoup d'autres praticiens; et Greding qui fait autorité, sur 220 aliénés n'en a vu que 16 ayant le front étroit et les tempes déprimées. En rapprochant ces faits de mon opinion sur l'épilepsie, appuyée sur celle du professeur Piorry, laquelle est que les phénomènes cérébraux, chez les épileptiques, ont été amenés par l'asphyxie, cause dernière de la mort, ou bien par la gravité des chutes, — je dois conclure encore ici en faveur des opinions que j'ai exposées dans mon article sur l'épilepsie.

Des phénomènes graves et nombreux se rencontrent, il est vrai, chez les fous, tels que l'épaississement des os du crâne, la lésion et l'inflammation des méninges, des végétations et des concrétions polypeuses sur l'arachnoïde, des adhérences, des granulations, une couleur anormale de la substance grise, etc., etc.

Mais nul pathologiste n'a pu reconnaître, avec certitude, aucune de ces lésions comme cause organique d'un seul des genres d'aliénation mentale ; plus on parcourt les auteurs et plus on demeure convaincu qu'ici, comme dans l'épilepsie, la science est encore dans les limbes.

Le docteur Esquirol pense que les vices de conformation du crâne ne se trouvent que chez les idiots, les imbéciles et les crétins.

Les épanchements sanguins, séreux, sont, suivant lui, des effets de la folie épileptique ou paralytique, ou mieux, de la maladie à laquelle ont succombé les aliénés.

Il dit aussi : « Toutes les lésions organiques que
« l'on remarque chez ces malades se trouvent
« chez d'autres sujets qui n'ont jamais déliré,
« tandis que beaucoup d'aliénés ne présentent
« aucune altération cadavérique, et que dans
« beaucoup d'autres maladies, les pathologistes
« nous montrent l'organe encéphalique altéré,
« suppuré, détruit, sans aucune lésion de l'enten-
« dement ; et définitivement, enfin, les recherches
« cadavériques faites à la Salpêtrière et à Charen-

« ton, sont restées stériles pour la détermination
« des conditions matérielles du délire. »

Georget, élève d'Esquirol, Morgagni, Haller,
Falret, Calmeil, Parchappe me paraissent partager les mêmes opinions dans leurs judicieux ouvrages.

M. Lélut, après avoir exprimé la même pensée qu'Esquirol, dit, à propos de l'atrophie du cerveau que, « cette atrophie est analogue à celle
« qui a lieu chez les vieillards; car, dans la folie
« chronique, le cerveau a pensé mal, d'une façon
« pervertie... Mais il a pensé vite, trop vivement,
« trop profondément. De là il est résulté pour lui
« une vieillesse anticipée, et l'atrophie sénile qui
« s'y rattache. »

Enfin, tous les auteurs sont en désaccord sur les cas de folie attribués aux altérations organiques.

M. Gueslain pense que chez les fous épileptiques elles sont consécutives à un état d'exaltation nerveuse.

Les docteurs Georget, Foville, Caplain, Gombert et Bertholini, ont rencontré de fréquentes altérations du cœur et des gros vaisseaux.

Les docteurs Esquirol, Muller, Annesly, Guislain, ont observé un déplacement du côlon transverse devenu oblique et même perpendiculaire; ils lui donnent, entre autres causes, la constipation et la dyssenterie.

Les ganglions mésentériques ont été remarqués hypertrophiés et indurés; la muqueuse est même, suivant la remarque de Pinel, bien souvent affectée.

Prost, Perceval, Gueslain, ont observé les mêmes phénomènes; Sommering, Arnold et Greding ont rattaché la folie aux diverses altérations du cerveau; et Gaal, à la tête de ce système, pense aussi que la folie peut être produite par une prédominance organique.

M. Belhomme enfin admet que les monomanies sont des névropathies. Bayle reconnaît que quelques aliénations très-rares dépendent d'une irritation sympathique du cerveau, et d'une réaction du moral sur le physique et du physique sur le moral.

M. Lélut entrevoit déjà, mais d'une manière encore confuse, l'influence que les divers fluides peuvent avoir sur le cerveau, dans les maladies mentales.

M. Bouchet prétend enfin que la folie offre une altération de la substance blanche, et M. Cazovield, de la substance grise.

Il me semble que l'un des caractères anatomiques différentiels que l'on rencontre entre les cerveaux des épileptiques et ceux des aliénés, est en général une inflammation de l'arachnoïde et des méninges; phénomène, du reste, qui s'explique, et est amené par le désordre intellectuel permanent, chez la plupart de ces malades.

SYMPTOMATOLOGIE.

Les troubles de la pensée humaine ne peuvent être définis, tant leurs caractères sont divers et multiples. Tout dans l'homme, son éducation, ses préjugés, ceux de son époque, le climat qu'il habite, ses malheurs, ses passions surtout, peuvent apporter les plus graves perturbations dans son esprit. Vainement a-t-on essayé d'épuiser cette source amère et intarissable aussi agitée, aussi profonde que les abîmes de la mer. La plume expérimentée du pathologiste, ou du philosophe, ne saisira jamais, non plus que l'imagination du poëte, que quelques côtés inachevés de cette mouvante image.

Il existe deux délires : l'un général, l'autre partiel, qu'il faudrait subdiviser eux-mêmes.

L'intelligence troublée produit quelquefois une défaillance d'idées, une langueur profonde : ainsi, une jeune mère ayant perdu son premier-né, n'entend, ne comprend des bruits du dehors, rien que ce qui lui rappelle son malheur. Comme Rachel, elle ne veut pas être consolée, son esprit appesanti est dans une espèce de catalepsie. Si la voix d'un mari aimé, si la résignation, utile présent de la foi, ne viennent soutenir sa langueur, c'en est fait de l'infortunée; son cœur et sa pensée, paralysés tous deux, laisseront sa raison tristement enchaînée se débattre vainement dans un cercle fatal, dont elle ne pourra désormais sortir.

Mais d'autres fois, en proie à une activité maladive, l'intelligence perçoit un plus grand nombre d'idées que dans l'état normal; elles s'entre-choquent dans leur chaos, l'éclair jaillit; mais au delà de l'abondance, c'est le désordre et la diffusion; au delà du génie, c'est la folie. C'est Manfred ou Mazaniello, l'esprit troublé par un poison perfide; ou mieux, hélas! ce malheureux montrant sur la toile, vierge encore de couleurs, les beautés d'une œuvre qu'il croyait y avoir tracée.

Dans ses désordres partiels, quelquefois la pensée n'est subversée que sur un seul point. Alors évitez, s'il se peut, de ramener le malade au sujet, ou bien plutôt à la passion, cause de sa folie, et ses discours paraîtront raisonnables.

Bien plus encore, partis de ce point faux, objet de leur démence, les aliénés en tireront quelquefois, pour l'excuser, des conséquences justes, et montreront quelquefois aussi une élégance d'expressions dont on ne les croyait pas capables.

La haine, la vengeance, la soif de l'or, l'ambition, l'orgueil, comptent de nombreuses victimes.

L'un, le front ceint d'un diadème de jonc, se croit un puissant empereur, et se fâche s'il n'est salué comme tel ; l'autre se croit un riche nabab, et s'irrite de voir ses ordres lentement exécutés.

La peur, ou panaphobie, se présente le front pâle, l'œil égaré. Que craignez-vous? dit-on au malheureux troublé de cette énervante manie ; et lui répond : Je n'en sais rien, j'ai peur !...

Mais qui peindrait les différents symptômes de cette effrayante maladie, ces mouvements brusques et désordonnés, cette joie folle, faisant subitement place à d'amères tristesses ? Ces chants, ces éclats, ces grincements, ces extensions tétaniques, et la nuit sans sommeil, ou troublée par des songes pleins de fantômes et d'illusions !

Compatissons au malheur de celui qu'atteint déjà l'hypermanie ; elle est l'exagération de tous les sentiments, et comme l'intromission de la folie ; le malade qu'elle atteint est susceptible, irritable, la peur le terrifie. Le regret, la joie, tout l'exalte ! Ce qu'il eût envisagé avec horreur dans l'état normal, maintenant il le désire en secret; et le suicide, comme ces fruits vénéneux que convoite un voyageur altéré, est le sombre objet de ses rêveries; il essaye, échoue, renouvelle encore sa tentative insensée.

Il croit entendre une voix, celle d'un esprit malfaisant quelquefois, qui lui commande de s'immoler : ou bien encore une rêverie ascétique l'entraîne vers un martyre idéal; ainsi les convulsionnaires et leurs scènes à la fois ridicules et terribles s'accomplissant jadis sur le tombeau du moine Pâris.

Quelquefois une injustice dont ils croient être l'objet exalte leur esprit enclin à la colère; ainsi que la lave d'un volcan, ils renversent tout obstacle.

D'autres fois la théomanie leur suggère qu'ils sont dieux ou prophètes, qu'ils communiquent avec les esprits.

D'autres tombent dans le marasme et se croient damnés. D'autres, enfin, imitent dans leurs errements l'abrutissement prédit à Nabuchodonosor.

L'érotomanie, cette folie qui a l'amour pour cause, intéresse souvent à ceux qui en sont affligés, et l'admiration des gens de goût se plaît à revoir encore ces tableaux où les talents nobles et gracieux de Ingres et de Destouche se sont plu à la reproduire.

La kleptomanie chez les riches est cette manie qui leur fait ressembler à l'oiseau voleur de nos campagnes, les portant à dérober tout ce qui charme leurs regards ; elle se retrouve encore chez quelques femmes enceintes.

On a lieu de penser qu'il existe une manie homicide, mais elle est presque toujours compagne d'une autre. Ainsi, un pauvre fou tue sur un bûcher un fils qu'il aime, pour imiter, dit-il, le sacrifice d'Abraham. Peut-on méconnaître ici l'union de la monomanie homicide à celle de la religiosité ?

Une malade voulut ainsi attenter aux jours d'Esquirol qu'elle prenait, dans son délire, pour l'amant qui avait méprisé ses vœux, et cette erreur homicide s'unissait encore visiblement ici à l'érotomanie.

Toutefois l'existence de cette démence a toujours été l'objet de doutes prudents, jusqu'à MM. Pinel, Esquirol, Marc et Brierre de Boismont. Je n'ose encore après eux l'admettre qu'avec les plus grandes réserves.

Douces folies que celles connues sous le nom de mélomanie et métromanie ! Tant d'autres maux assiégent l'humanité, que nous ne nous occuperons point de ces faiblesses, non plus que de celle bien autrement dangereuse, mais volontaire, l'ivresse du vin.

La nostalgie, comme l'érotomanie, inspire une vive pitié; elle est l'amour exalté du pays : c'est le jeune Foscari succombant sous l'arrêt qui l'exile de sa chère Venise; ou bien encore Mignon, tristement assise sur la rive étrangère, et regardant passer l'oiseau qui vient du côté de la douce patrie.

« L'hallucination, suivant Esquirol, est un phé« nomène cérébral, psychique, s'accomplissant « indépendamment des sens, consistant en des « sensations externes que le malade croit éprou« ver, bien qu'aucun agent extérieur n'agisse « matériellement sur les sens. » Ainsi, dans le silence il croit entendre des voix, ou le bruit des chevaux, ou celui d'une cascade, ou l'aboiement d'un chien.

Aveugle même, il croit voir; il fuit, dit-il, un assassin : son goût est perverti; son odorat, en dehors de la vérité, lui fait percevoir un arome ou suave ou fétide; l'illusion lui présente des fantômes sinistres ou moqueurs : des insectes, suivant cet autre malade, habitent son cerveau, ou bien une musique bizarre et discordante s'y fait continuellement entendre.

Un esprit fatigué par ses habitudes, ou par une grande secousse morale, peut contracter l'hallucination, et le fait suivant en fait preuve.

Anne Radcliffe dont les romans, célèbres chez les Anglais, sont remplis d'épisodes mystérieux, voyait régulièrement apparaître à minuit le spectre éploré du seul homme qu'elle eût aimé, et qui, banni de sa présence, s'était suicidé de désespoir ; il venait, suivant le récit de cet esprit frappé, implorer de sa compassion un mot miséricordieux que chaque fois elle refusait ainsi à la cause malheureuse de la mort d'une sœur.

Cet effet très-remarquable de l'hallucination a eu pour témoin Joséphine, alors femme du premier consul Bonaparte (depuis l'empereur Napoléon), qui la retint près d'elle jusqu'à une heure très-avancée de la nuit, et vit alors cette crise singulièrement effrayante où l'imagination avait une telle part.

Il est juste de reconnaître avec les auteurs que les hallucinés croient à l'intervention naturelle de leurs sens, et à la réalité des impressions extérieures.

Tout est dans tout, suivant une proposition du

célèbre Jacotot. Les discours des aliénés dont la folie est générale sont le cas d'appliquer justement cette maxime.

Ils sont tantôt bizarres, logiques, raisonnables, brillants ou confus; leur personne offre souvent l'étonnant mélange du mérite ou du talent conservés, à côté de la plus complète déraison.

Il y a quelques années, l'un des plus illustres directeurs du Musée français, l'auteur du *Voyage en Orient*, étant devenu fou, dictait avec une rare exactitude, au pinceau d'un élève que lui-même avait formé, tous les moindres plans, la couleur et l'effet des magnifiques paysages qu'il avait consignés; puis après, il terminait lui-même, en grand maître, ces mêmes peintures ébauchées d'après ses souvenirs.

Il est aussi des fous qui accomplissent de certains actes d'une façon vraiment automatique : ainsi, M. le docteur Bouchet m'ayant invité à visiter le bel établissement des fous dont il est directeur à Nantes, m'en fit remarquer un qui portait alternativement ses pas du sud au nord et du nord au sud.

Il en est d'autres encore qui dansent, écrivent ou chantent sans cesse.

Quelques malades ne perdent aucun des sentiments tendres qui, au contraire, semblent chez eux se développer avec le mal.

Cependant le désordre des qualités affectives est, pour le docteur Esquirol, un caractère essentiel de la folie.

En effet, les fous perdent souvent les affections les plus saintes et les plus naturelles; et la femme, ainsi que j'ai pu l'observer chez une dame d'un caractère très-honorable, et, dans son état normal, très-dévouée à sa famille, à son mari, à tous ses devoirs enfin, perd quelquefois dans ses accès tout souvenir d'amour conjugal, et de respect dû à l'âge et à la tendre affection de sa mère.

La fureur chez les aliénés est quelquefois étrangère au délire; elle se manifeste alors, suivant des auteurs avec lesquels je suis d'accord, sous l'influence de certaines causes atmosphériques, de certains troubles de la digestion, ou de la menstruation chez la femme.

Mais rien n'égale le délire de la fureur. On voit des fous brisant les cloisons, les barreaux de leurs loges, les arbres qui s'opposent à leur passage, et mordant la terre et les cailloux sur lesquels ils se roulent en rugissant.

Il est, chez de certains aliénés, un état maladif qui ressemble à la rage, cette autre surexcitation nerveuse, causée par la morsure d'un chien, et l'introduction du virus lissique. M. Calmeil le décrit ainsi :

« Le malade est en proie à l'agitation la plus
« vive ; il parle avec volubilité, sans suite, il pa-
« raît obsédé par des hallucinations ou des illu-
« sions; ses yeux sont rouges, chassieux, extrê-
« mement vifs ou tout à fait ternes. Il exhale une
« odeur repoussante; le pouls est fréquent, la
« peau brûlante, la soif vive. Il existe une expui-
« tion continuelle.

« Aussitôt que le malade porte un liquide à
« ses lèvres, il le repousse avec une sorte de pré-
« cipitation, dont il lui est impossible de se rendre
« maître ; sa langue, ses lèvres deviennent fuli-
« gineuses; enfin, il succombe du cinquième au
« dixième jour, et souvent l'autopsie des organes
« ne donne pas l'explication de ces funestes acci-
« dents. Cette espèce de folie semble mériter le
« nom de délire aigu, et tels sont ses rapports avec
« l'hydrophobie dans ses symptômes. »

C'est ici l'occasion de dire que, déclarée à une grande distance de l'événement que l'on regarde comme sa cause, l'hydrophobie ne me paraît point réelle et causée par l'incubation du virus lissique; car il est probable que si la personne en eût été atteinte, elle en eût éprouvé plus tôt les terribles effets. C'est donc, à mon point de vue, ce genre de folie aiguë (qui, du reste, a tant de similitude avec l'autre affection) qui s'empare du malade. Car, comment adopter l'étrange opinion, qu'à plusieurs années de distance, cette personne qui a été mordue par un chien, et n'a point attaché d'importance à sa blessure, d'ailleurs parfaitement guérie, apprenant, au retour d'un voyage, qu'on a dû se défaire (le croyant hydrophobe) de l'animal qui lui a fait cette morsure déjà ancienne; que cette même personne, dis-je, émue à cette fâcheuse nouvelle, soit alors atteinte, par un inconcevable et immédiat retour de cette affreuse maladie? À mes yeux il y a ici, comme cause occasionnelle, une extrême panique, amenant, non pas la rage elle-même, mais bien, par une trop vive impression de crainte sur une imagination qui ne sait pas résister, cette même folie aiguë décrite par ce praticien, et qui peut être guérie malgré sa gravité.

La sensibilité physique est souvent exagérée ou perdue chez les aliénés, au moment de leur accès; elle reparaît après avec plus de perfection. Insensibles à la douleur, dans le paroxysme de leur crise, ils ressentent quelquefois, quand elle

est passée, une vive souffrance du moindre con-
tact.

Enfin, la folie se termine souvent par la paralysie. Cette dernière commence à se manifester
par la difficulté qu'éprouve la langue à articuler
nettement des sons, puis ces symptômes, d'abord
légers, grandissent et s'étendent dans tout l'individu jusqu'à la mort.

Bien que l'on dise encore cette maladie apyrétique, le pouls est souvent augmenté chez les aliénés. Ordinairement la moyenne des pulsations,
d'ailleurs plus fortes en été qu'en hiver, est de
82 à 84, et MM. Leuret et Mitivé en ont observé
95 chez les hallucinés; la peur me paraît cause de
cette élévation du pouls chez ces derniers.

L'invasion de la maladie est tantôt lente et précédée, dès l'enfance, d'une grande irritabilité de
caractère, d'une fougue d'imagination extrême,
quelquefois la mélancolie la précède, ainsi que
l'insomnie et la stupeur, puis tout à coup la maladie éclate comme l'incendie.

D'autres individus éprouvent avant son développement un bien-être, une joie inexprimable;
fréquemment elle est précédée de congestion cérébrale et de céphalalgie très-douloureuses.

La manie, l'une des formes de la folie, est tellement variée dans ses symptômes, que, semblable à l'antique Protée, elle est insaisissable.

. La démence vient affaiblir toutes les facultés et se complique souvent de paralysie.

Pinel a accordé une importance toute particulière aux symptômes abdominaux qui précèdent ou accompagnent la manie, et qui sont caractérisés par un sentiment de constriction dans le ventre, un appétit vorace ou bien un dégoût marqué pour les aliments, une constipation opiniâtre, des douleurs intestinales.

« Il semble (dit-il) que le siége primitif de la
« manie est dans l'estomac et dans les intestins,
« et que c'est de ce centre que se propage, comme
« par une espèce d'irradiation, le trouble de l'en-
« tendement. »

Esquirol en a vu d'amenées par une fièvre gastrique, par une phlegmasie et par une fièvre typhoïde.

Enfin, pour terminer cette esquisse de la folie, je citerai ici le passage où Georget énumère les phénomènes qui précèdent la guérison et l'affirment en même temps.

« Il survient, dit-il, des rémissions, des inter-
« valles lucides, comme des éclairs de raison et
« des rechutes plus ou moins multipliées. Bientôt

« le malade fait davantage attention aux objets
« extérieurs, il songe à ses parents, il parle de
« ses occupations ; reportant sa pensée sur ce qui
« lui est arrivé, il convient qu'il a eu la tête affec-
« tée ; il se sent mal à l'aise, sa tête est doulou-
« reuse, ses membres sont fatigués ; il lui reste
« quelques idées déraisonnables. Sa tête est faible,
« la physionomie reprend son ancienne expression ;
« le sommeil revient, les règles se rétablissent si
« elles ne l'étaient déjà. Enfin, lorsque le malade
« a repris le goût et l'habitude de ses occupations
« ordinaires, est revenu à ses affections, a retrouvé
« son caractère, a cessé d'avoir d'injustes préven-
« tions, et a reconnu que ses idées pendant le dé-
« lire n'étaient que des erreurs, il a recouvré
« l'usage de la raison. »

L'écriture et le style surtout, s'ils n'offrent plus
rien d'incohérent, sont aussi un signe évident du
retour des facultés.

Les professions qui exposent aux ardeurs du
soleil, aux vapeurs du charbon, des oxydes métal-
liques, favorisent le développement de la folie
chez les hommes ; ainsi, les laboureurs, les cuisi-
niers, les ouvriers qui travaillent les cuivres et les
plombs, sont dans ce cas.

On peut donc raisonnablement, parmi les causes

connues, assigner celles qui sont cérébrales, morales, les excès sensuels, l'âge des passions et la
saison des chaleurs.

Il faut bien reconnaître que si le siége de la
folie est dans le cerveau, sa cause est généralement
ailleurs, et se trouve le plus souvent dans les organes de la vie de nutrition; que si la nécroscopie
a, suivant les pathologistes, amené la découverte
de plusieurs lésions, telles que celle de l'aorte,
des intestins, de l'utérus, ces altérations ne peuvent être que consécutives de la folie et amenées
par elle, et non pas cause occasionnelle de cette
maladie.

TRAITEMENT DES AUTEURS.

Pinel et Esquirol blâment en général les sai‑
gnées, excepté dans la folie aiguë.

Frank préconise les vomitifs, qu'il appelle
ancre de salut, et principalement l'émétique.

Les purgatifs furent préconisés en tout temps :
l'ellébore a été très-vanté, mais ses vertus sont
maintenant contestées.

Combattre la constipation très-fréquente chez
les aliénés est toujours rationnel ; cependant les
dérivatifs amènent quelquefois, en produisant de
l'irritation, un effet très-nuisible. La digitale, le
datura stramonium, la belladone ont été em‑
ployés avec quelques succès, disent les auteurs.
On a aussi employé le musc, quand cette maladie
était due à la suppression d'affections cutanées
ou chez les personnes très-sensibles.

La faiblesse, chez les malades de ce genre, a
été combattue par l'usage du fer et celui du quin‑
quina, surtout dans les intermittences.

Idée ridicule et surtout cruelle : on a été jusqu'à employer, comme révulsif, un bouton de fer rougi sur la tête, et pour résultat de cette barbare expérience, on a déterminé une encéphalite mortelle. L'électricité elle-même a été essayée, ainsi que le magnétisme et le galvanisme; mais je pense qu'on n'a pas encore assez persévéré dans la première de ces voies.

L'isolement est le seul traitement possible pour le fou furieux, mais il doit être absolu ou relatif, suivant les idées très-sages exprimées par Esquirol, et il a toutefois encore ses inconvénients; il faut aussi quelquefois oser contredire le malade et prendre de l'ascendant sur lui comme sur un enfant, ainsi que le pratique, avec tant de sagacité, le docteur Leuret.

Je ne puis, toutefois, nullement admettre l'efficacité des moyens violents anciennement employés, et j'approuve surtout les distractions qui charment l'esprit sans trop l'appliquer, comme la musique, par exemple, en n'en poussant pas l'étude trop loin. L'exercice du corps me semble particulièrement propre à rétablir la circulation et la moiteur, en favorisant les courants électriques, et me paraît dès lors un des meilleurs moyens à employer, ainsi que la persuasion que le médecin doit essayer d'abord, pour obtenir la confiance et la soumission si nécessaires aux malades.

Les stratagèmes sont bons quelquefois, ils apaisent la surexcitation nerveuse du sujet et calment son esprit inquiet. Ainsi, une pauvre femme croyait avoir une araignée dans l'abdomen : le médecin, se prêtant à sa manie, lui fit une légère incision, d'où il fit semblant d'extraire un de ces insectes, dont il avait eu soin de se munir ; dès lors, sa malade fut complétement rassurée et se soumit à ses avis.

Mais ces mêmes moyens ne réussissent pas toujours, et l'on connaît l'histoire de cet halluciné, racontée avec tant de sentiment par Delille, dans son poëme de la *Pitié*, lequel ayant perdu une femme charmante, qu'il aimait éperdument, l'appelait sans cesse, dans sa profonde douleur; ses amis ayant rencontré une jeune fille qui lui ressemblait, la lui présentèrent comme s'ils avaient retrouvé sa compagne, espérant le calmer par une si douce illusion ; mais il ne pût s'y méprendre, et s'écria à sa vue : « Quel prestige ! elles sont deux. »

Une croyance vulgaire est que souvent un état d'aliénation, amené par un grand et subit malheur, peut être guéri par la vision idéale ou réelle du même événement. On en cite pour exemple une dame qui, dans la Terreur, ayant vu son mari arraché de ses bras et conduit en prison, courut implorer sa grâce des hommes sans pitié qui gouvernaient alors; elle l'obtint par l'excès de sa persévérance, mais inutile ou même dérisoire; cette malheureuse victime de nos guerres civiles n'arriva porteur de cette grâce que pour voir rouler, de l'échafaud à ses pieds, la tête sanglante de celui qu'elle venait sauver! Elle devint folle alors, et sa folie dura plusieurs années, pendant lesquelles Napoléon consola la France de tant d'horreurs.

Un jour, passant sur les quais, cette même femme, encore en démence, jeta machinalement les yeux sur un tableau exposé à la porte d'un marchand et représentant la décollation de saint Jean-Baptiste, au moment où la cruelle Hérodiade reçoit sa tête sur un plat d'argent; à cette vue, plus saisissante encore pour elle, elle jette un grand cri, ses souvenirs renaissent terribles, mais distincts, ses larmes coulent en abondance; en un mot, elle est guérie!

Et cependant Broussais, pour être conséquent avec son système, n'admet ni moyens psychiques, ni traitement moral; il ne veut que le traitement antiphlogistique suivi de moyens hygiéniques.

MM. Bouchet et Gazovielh ont consacré de longues pages à prouver que l'épilepsie était identique avec la folie. Je partage une opinion si rationnelle, pensant d'ailleurs, ainsi que le docteur Andral, dans son cours de *Pathologie interne*, que la folie, parmi les maladies des centres nerveux, caractérisée par la lésion de l'intelligence, se présente sans altérations cadavériques.

QUELQUES CONSEILS TOUCHANT LA FOLIE.

Il en est de la folie comme de toutes les maladies, il n'y a point d'effets sans causes, au moins morales; et c'est dans leur étude abstraite que commence la mission si grave du médecin.

Ce n'est qu'en remontant à l'origine de cette affection qu'il pourra, heureux dans ses recherches, saisir le chagrin ou la passion qui ont pu l'amener. Il lui faut unir à cette persévérante énergie le don heureux de persuader; cette maladie réclame du médecin des facultés très-complètes.

Il faut d'abord, ayant sollicité la confiance du malade, tâcher de connaître, par lui, s'il est encore capable de fournir quelques renseignements sur la cause morale ou physique qui a troublé sa raison et amené les crises dont il est affecté; reprendre fil à fil, avec lui, tous ses souvenirs d'enfance et de famille, ce qu'étaient son père, sa mère, comme individualité et comme santé : quelle a été l'éducation première, puis le genre d'instruc-

tion; quels travaux et quels accidents ont marqué
sa jeunesse ou sa vie. S'il ne peut renseigner le
médecin, il faut alors que les investigations de
celui-ci se portent sur le degré de morale et de
probité de ses parents, de son entourage, et sur
l'intérêt qu'ils pourraient avoir de tromper sur
l'état du sujet, s'ils étaient de mauvaise foi.

Et quand le médecin est fixé sur le degré de
véracité de ceux qui l'entourent et qu'il peut être
sûr qu'une intention perfide ne viendra pas dicter
les réponses, il peut adresser ses questions, et
établir alors son diagnostic sur les différents récits
qui lui seront faits, en les comparant les uns aux
autres.

De cette étude d'un ordre philosophique et intellectuel, il pourra passer à celle plus matérielle
des organes qu'il devra interroger aussi; par
exemple, ceux de la vie de nutrition, de l'estomac,
du foie, des intestins et de l'utérus chez les
femmes; demander s'il n'y aurait pas eu répercussion d'une maladie cutanée, si les fonctions
de la peau se sont toujours bien remplies par le
passé, si elles ont lieu maintenant; enfin, si le malade
n'a jamais eu de fièvre typhoïde. Je ferai remarquer aussi qu'un grand nombre d'aliénés doivent
leur état maladif à l'abus beaucoup trop fréquent

que l'on fait dans les colonies de frictions à l'aide du citron pour combattre la fièvre jaune, et surtout à l'emploi du sulfate de quinine.

Je n'ai eu que trop d'exemples sous les yeux de personnes venues folles de ces contrées, après l'usage excessif de ce dernier médicament si énergique.

Je ne puis passer sous silence que je me suis servi avec succès, dans certaines folies, de l'application des ventouses, ainsi que je l'ai indiqué dans l'article *Traitement*.

La première fois que je m'aperçus de l'excellence de ce moyen, ce fut à l'occasion d'une personne auprès de laquelle je fus appelé. Ayant examiné cette dame, et m'étant aperçu qu'une des vertèbres cervicales, n'était pas dans son état ordinaire, je lui demandai si cet état anormal n'était pas dû à une chute. Elle se souvint alors qu'en pension elle était fortement tombée sur le dos, en jouant à l'escarpolette, et j'eus lieu de soupçonner que cette même chute n'était pas étrangère, chez elle, à l'invasion de la maladie.

Dans le traitement auquel je la soumis, j'eus recours aux ventouses sèches, placées comme je l'expliquerai plus loin.

Et à chaque application correspondante à l'époque mensuelle, j'obtins le même résultat. Ayant voulu m'assurer si c'était à ces mêmes applications que je le devais, je m'en abstins pendant quelque temps, et le retour des époques fut interrompu, puis rétabli bientôt après par les mêmes moyens ; et dès lors, mon jugement sur leur efficacité me fut confirmé par ce double résultat.

Quelquefois j'ai eu occasion de remarquer dans ma pratique, pour la folie et pour l'épilepsie, que ces deux maladies avaient pour cause la spermatorrhée. Je ne saurais trop éveiller la sollicitude du médecin à cet égard.

HISTORIQUE DE LA PARALYSIE.

Le caractère essentiel de la paralysie est la
diminution ou l'abolition de la motilité ou faculté
de se mouvoir et l'immobilité des fibres muscu-
laires, malgré l'effort de la volonté. A l'examen,
le muscle ou le membre frappé de paralysie
offre une flaccidité inaccoutumée, et bien distincte
de celle qui n'exclut pas la fermeté dans les
membres qui ne sont pas affectés et que les arts
ont appelée *morbidesse*.

Pour reconnaître cette maladie, on doit, disent
les auteurs, faire prendre au malade, s'il a conservé son intelligence, une situation telle que le
muscle soit forcé, s'il se peut, d'entrer en contraction. Et si la main placée sur lui ne perçoit
pas, malgré la plus scrupuleuse attention, le
moindre mouvement fibrillaire ; si le muscle reste
flasque et aplati, il y a paralysie ; car il pourrait
se faire qu'il fût simplement immobile parce qu'il
était soustrait à l'empire de la volonté.

Dans ce cas, une vive stimulation de la peau peut amener un bon résultat.

Enfin, il y a quelques paralysies de sentiment, en même temps que de motilité.

Cette affection, chez les vieillards, ainsi que la paralysie saturnine, avant d'être complète, est généralement précédée d'un tremblement de muscles, signe d'affaiblissement.

Quelques pathologistes disent que les muscles sont parfaitement rigides, et les autres pensent que dans ce cas on confond à tort la paralysie avec la contracture.

Quand on veut reconnaître la paralysie générale ou partielle, on doit placer les membres successivement, en les aidant de la main pour les faire mouvoir, dans la flexion, l'extension, l'abduction, l'adduction, la pronation, la rotation ; c'est le seul moyen de reconnaître la paralysie partielle de la contracture.

Quant à celle qui a son siége dans les muscles intérieurs ou de la vie de nutrition, elle se reconnaît par le trouble des fonctions qu'elle est chargée d'accomplir.

Disposés autour des organes qui servent de réservoir à des matières qui doivent être expulsées au dehors, on reconnaît qu'ils sont paralysés lorsque les matières solides ou liquides sont retenues pendant un temps insolite ou rejetées prématurément.

Ainsi dans la paralysie de la vessie ou du rectum, on observe l'un ou l'autre de ces effets, suivant les muscles affectés.

L'hémiplégie annonce une maladie cérébrale et une lésion du cerveau, du côté opposé à la paralysie; elle doit être double quand celle-ci est croisée, et réside dans la moelle épinière, lorsque les deux membres inférieurs sont privés de sentiment, et dans les paralysies si bizarres de l'intoxication saturnine ou de plomb; mais ce genre rentre dans la paralysie symptomatique.

DES PHÉNOMÈNES DE LA TEMPÉRATURE.

Quoique le degré de chaleur du membre malade puisse être augmenté, comme celui de tout autre objet, en l'approchant du feu, on a généralement observé que dans la paralysie il y a un abaissement de température, souvent plus qu'un degré naturel.

Quoique les pathologistes ne soient pas d'accord, beaucoup prétendent que la circulation est elle-même ralentie, et Franck cite un cas où la pulsation artérielle manquait dans un bras paralysé. Comment expliquerait-on, par d'anciens systèmes, ces effets, d'une manière exacte ? car on ne peut les expliquer qu'en faisant toucher du doigt, pour ainsi dire, la soustraction du fluide nerveux ou électrique, ce feu intérieur, aliment invisible de la vie organique ; soustraction qui a lieu par une déperdition réelle et extérieure, ou par un trop grand appel vers le cerveau malade, ou bien encore par défaut de courants, comme dans l'hémiplégie où il y a temps d'arrêt survenu dans la circulation du fluide et causé par l'épanchement sanguin dont le caillot, tant qu'il n'est pas résorbé, devient, par sa présence, cause physique de la paralysie.

Alston, à une époque où la science mettait une grande persévérance dans ses recherches et dans ses expériences sur l'opium, a vu, à l'aide du microscope, les globules rouges du sang, dissous et mêlé à une liqueur rouge aussi et homogène, dans les vaisseaux des membres paralysés. Boerhaave incline à croire que le sang est disposé à s'arrêter dans les membres paralysés.

Ch. Bell et Cook pensent que les nerfs s'atrophient constamment. Tood croit que cette atrophie est plus fidèle et plus rapide quand la

paralysie a son siége dans la moelle épinière [1].
La diminution se remarque aussi dans la paralysie
déjà ancienne, d'une manière plus ou moins complète, dans les muscles qui deviennent d'une telle
minceur qu'ils ne forment quelquefois qu'une
seule membrane, ou plutôt un cordon n'offrant
plus qu'à peine la structure musculaire.

Justement surprise de l'immobilité des cata-
leptiques, des somnambules, des sujets narcotisés,
des ivrognes enfin, lorsqu'ils sont profondément
endormis, et que n'éveille point une forte stimulation cutanée, la science humaine, si souvent
indécise, ne sait trop quelle séparation tranchée
établir entre tous ces états morbides et la paralysie véritable.

Et cependant les muscles, dans tous ces cas,
comme dans le sommeil, ne sont que relâchés,
et comme soustraits au pouvoir de la volonté qui,
au réveil, reprend sa toute-puissance chez les
personnes bien portantes.

La paralysie prive souvent de toute sensation
plus ou moins profonde les parties qui en sont
atteintes, à ce point qu'on ne sent ni une aiguille
enfoncée dans les chairs, ni une vive brûlure.
Dans ce cas, on l'appelle *anesthésie*.

[1] Et je suis de son avis, car j'ai traité des miélytes compli-
quées de sciatique amenant l'atrophie et le raccourcissement
des membres affectés.

Elle peut être quelquefois simulée avec art par un cerveau malade ou par un esprit de fourberie, et c'est ainsi que l'ont imitée les anciens mendiants de la Cour-des-Miracles, pour exciter la pitié crédule ; mais le sommeil a parfois aussi permis au médecin de forcer la sensibilité physique à se révéler chez certains sujets qui, réveillés, n'indiquaient aucune souffrance, même lorsqu'ils étaient soumis à d'assez fortes épreuves douloureuses.

On a remarqué que l'électro-puncture a été d'un grand secours dans la paralysie de sentiment ou anesthésie.

Une singularité, racontée par M. Fermon dans le *Bulletin des sciences médicales*, au sujet d'une paralysie du sentiment et de la motilité, est celle-ci :

Une personne, traitée sans succès pour une amaurose, bientôt atteinte d'une paralysie générale, conservait encore, au milieu de cette mort anticipée de la matière, ses facultés intellectuelles.

On s'aperçut qu'une partie de sa joue droite avait seule conservé un peu de sensibilité physiologique, et on imagina de la mettre en rapport de pensées, et de se faire comprendre en traçant légèrement sur cette joue des lettres avec la pointe d'un stylet.

CLASSIFICATION DES PARALYSIES.

On peut admettre trois ordres de paralysies :

L'*idiopathique*, c'est-à-dire celle qui n'affecte qu'une partie de l'organisme, en venant diminuer ou abolir le mouvement ou le sentiment sans altération appréciable dans le système nerveux. Le trouble fonctionnel est toute la maladie, et constitue une véritable névrose.

La *sympathique*. Elle ressemble à la première dans ses effets ; mais, de plus, elle se rattache à une lésion viscérale évidente, ou bien à une maladie dont elle n'est que l'effet sympathique.

La *symptomatique*. De la cause, celle-ci fait descendre aux symptômes qu'il est important de reconnaître, pour ne pas la traiter comme l'idiopathique.

ÉTUDE D'UNE PARALYSIE COMPLIQUÉE.

Parmi les nombreuses paralysies que j'ai eu occasion d'étudier, je relaterai celle-ci, dont les effets m'ont paru les plus singuliers.

Au mois de mai 1848, je fus appelé à donner mes soins à Mlle R..., fille d'un capitaine au long cours : la maladie avait vu échouer toutes les ressources de l'ancienne médecine. Je transcris ici les divers phénomènes morbides de l'invasion du mal, tels qu'ils me furent racontés.

La malade avait joui d'une santé florissante jusqu'à dix-huit ans qu'elle venait d'atteindre, lorsqu'au 24 décembre 1847, ayant éprouvé un grand refroidissement à la suite d'un bal de noces, elle fut prise d'une agitation fébrile, avec augmentation du pouls; sa vue se troubla; elle eut des défaillances qui succédèrent aux mouvements nerveux; un rire inextinguible survint aussi.

Dans la journée, une crise se déclare une seconde fois, plus forte que la première; quand son paroxysme est apaisé, elle ne reconnaît plus personne. Le médecin ordinaire, entre autres moyens, croit devoir pratiquer une large saignée.

Le calme revient jusqu'à cinq heures du matin; mais à cette heure éclate une crise plus violente que celles qui ont précédé.

Durant onze jours les accès nerveux sont tels que toutes les demi-heures elle bondit, pour ainsi dire, de son lit à l'autre extrémité de la chambre, et qu'il faut quatre personnes pour la retenir. Les accès durent ordinairement cinq minutes.

Un bruit tel que celui des cloches, ou le battement du tambour, les provoque aussi soudainement; et, comme sa famille est très-estimée dans sa ville natale, on s'abstient, pendant cette période de sa maladie, de sonner *l'angelus* et de battre la retraite.

Le 15 janvier 1848, la prostration est totale, et la constipation antérieure continue encore. Alors commence à paraître la paralysie dans les membres supérieurs et inférieurs. Malgré ces afflictions, le sommeil redevient assez calme.

La paralysie est d'abord intermittente. Un des jours où les accidents généraux étaient moins intenses, la nouvelle de la mort d'un parent causa à la jeune malade une vive et fâcheuse impression.

Le lendemain, les spasmes nerveux reprennent; la faiblesse est extrême.

Depuis un mois on l'avait soutenue au moyen d'un peu de gelée de viandes qu'elle refuse maintenant.

Le sommeil reste le même; elle prend parfois seulement quelques pastilles de chocolat, de menthe, ou de Vichy, un peu de glace, un peu de sirop d'orgeat.

Les spasmes reparaissent de temps à autre, ramenant toujours avec eux les syncopes. La malade pleure quelquefois.

Tous ces accidents continuent jusqu'au 21 février de la même année, où des crampes affreuses se manifestent pendant quatre heures dans toutes les parties du corps. Le 22, elle ne peut respirer : la gorge est étreinte violemment, comme par un gantelet de fer; son état inspire les plus vives inquiétudes; l'agitation est extrême.

Dans la nuit du 29 février, elle étouffe, et sa langue haletante dépasse de beaucoup le bord des lèvres. Des douleurs atroces se font sentir dans l'abdomen. Deux mois s'étaient écoulés sans évacuations alvines, et maintenant qu'elles repa-

7

raissent, quatre à cinq garderobes solides, et assez semblables à du terreau, donnent ensemble un poids de quatre livres et demie de matières ; d'autres succèdent encore, et cependant le calme ne se rétablit pas et le mal persévère.

Pendant quatre mois, les jours succèdent aux jours sans amener de mieux. Malgré les soins assidus qu'on lui prodigue, la paralysie est désormais permanente.

Les membres thoraciques, la colonne vertébrale, depuis l'atlas jusqu'au sacrum, et les membres inférieurs, sont privés de motilité comme de sentiment.

La malade ne sent même pas une grave brûlure qui, de ses draps, gagne jusqu'aux os de la jambe.

Telle était sa triste situation quand sa famille désolée la remit à mes soins.

Comme tous les nerfs de la vie organique et de la vie de relation avaient été simultanément affectés, je suivis pour elle le traitement que j'indique à la fin de cet ouvrage, reconnaissant encore que sa maladie, suite d'un refroidissement, provenait du défaut de courants électriques, que favorisent particulièrement les fonctions de la peau dans l'état d'une santé parfaite.

De plus, j'ordonnai des bains de pieds et des manuluves de cinq minutes, matin et soir, en enduisant la peau de savon noir ; plus tard, j'ordonnai en outre des bains de mer entiers, et chauffés à 28 degrés Réaumur, avec deux onces de potasse d'Amérique, et des bains aromatiques.

Les frictions sèches d'une heure, les ventouses, tantôt scarifiées, tantôt sèches, amenèrent aussi leur contingent de mieux, étant combinées avec les moyens cités ailleurs au sujet des névroses. Enfin, après quatre mois complets, pendant lesquels mes prescriptions furent religieusement suivies, elle put, sans être aidée, se rendre elle-même à l'église, pour y assister à une messe d'actions de grâces, au milieu de ses compagnes d'enfance. Elle est maintenant l'une des belles personnes de cette ville, et, qui plus est, l'une des mieux portantes.

DE LA SCIATIQUE.

Je retranscris ici la première observation que je fis publier sur une sciatique fort grave, et dont j'ai déjà parlé, pensant que cette reproduction pourra intéresser un peu mes lecteurs.

M. B. B..., négociant à Tours, âgé de quarante-huit ans, d'un tempérament bilioso-sanguin, d'une forte constitution, jouissant généralement d'une bonne santé, éprouvait depuis huit à dix ans, pour toute incommodité, quelques douleurs rhumatismales légères, et qui toutefois ne se faisaient sentir qu'à des intervalles très-éloignés.

En janvier 1838, étant occupé à faire débarquer des marchandises, il s'aventura au bord de la rivière, sur un banc de glace qui se rompit; il tomba dans l'eau et resta tout mouillé exposé au froid pendant quelques instants avant de changer de vêtements. Cet accident ne fut d'abord suivi d'aucune indisposition; mais, deux mois après, M. B... fut pris brusquement de douleurs ex-

trêmement aiguës dans tout le trajet du nerf
sciatique gauche. Ces douleurs s'étendirent bientôt à d'autres régions, et obligèrent le malade à
se faire soigner.

Des ventouses scarifiées, des vésicatoires volants, des frictions de toute espèce, précédées de
saignées locales et générales, ne produisirent que
peu d'amélioration.

Vers la fin de novembre de la même année,
s'étant fait transporter à Paris, il me fit appeler.
Je le trouvai dans un état de souffrance très-
grand. Mais, reconnaissant que la période d'a-
cuité était passée, je jugeai le moment favorable
pour soumettre ce malade à un traitement électrique. Je le conduisis à cet effet à l'établissement spécial dirigé par le docteur Gourdon.

J'ai, dans cette occasion, prescrit l'électricité
avec d'autant plus de confiance que, par la même
médication, j'avais obtenu, pour des cas à peu
près semblables, plusieurs résultats tout à fait
satisfaisants.

Le traitement qui commença fut dirigé de la
manière suivante :

Pendant les cinq premiers jours, je fis appliquer l'électricité sous forme de frictions, à l'aide
de la brosse électrique, d'abord aux parties ex-

ternes des membres inférieurs, ensuite aux parties internes, puis à la partie postérieure du
bassin, enfin aux membres supérieurs et à toute
la colonne vertébrale, en procédant successivement
de la région lombaire à la région cervicale. La to-
lérance de l'électricité étant bien établie par cette
première application générale, je continuai le
traitement en dirigeant l'électricité principalement sur les parties malades, et en variant ses
formes ainsi que son intensité suivant la marche
plus ou moins rétrograde de la maladie. Je comp-
tais poursuivre jusqu'à vingt séances au moins;
mais après la seizième, le malade se trouvant
mieux, ne put résister au désir de retourner à
ses affaires, et il quitta Paris. Quoique trop peu
prolongé, à mon regret, voici quel a été le résultat de ce traitement.

Pendant les premiers jours, le malade se fai-
sait conduire à l'établissement dans une voiture,
d'où il ne descendait qu'avec difficulté, ne mar-
chant d'ailleurs depuis plusieurs mois qu'avec
des béquilles. Après les cinq premières séances,
les douleurs s'affaiblirent considérablement; elles
reprirent ensuite avec une nouvelle intensité, et
me forcèrent deux fois à suspendre l'application
du remède, même pendant le cours des séances.

Toutefois, l'expérience m'ayant appris que la persévérance est souvent couronnée de succès en pareil cas, je n'hésitai pas à continuer, en augmentant même l'intensité des forces électriques. Bientôt le malade éprouva du soulagement, et nous n'étions pas arrivés à la quatorzième séance, qu'il pouvait aller à pied, en s'appuyant simplement sur sa canne, de chez lui à l'établissement électrique, c'est-à-dire du n° 45 de la rue Montmartre à la rue Saint-Honoré, 333.

Malgré le peu de durée du traitement, et bien que le malade souffrît encore en quittant Paris, l'amélioration obtenue n'en continua pas moins à faire des progrès; et, un mois après son arrivée, mon malade m'écrivit que jamais il ne s'était senti aussi bien portant ni aussi alerte.

Depuis cette époque, il ne s'est pas ressenti des douleurs habituelles auxquelles, ainsi qu'on l'a vu plus haut, il était sujet depuis longtemps.

Cette observation n'est pas un fait isolé, car elle vient à l'appui de plusieurs autres du même genre, qui ont été publiées dans ces derniers temps, soit dans les journaux de médecine, soit dans des mémoires particuliers; tous prouvent incontestablement que l'électricité, agissant d'une manière spéciale et directe sur le système nerveux, en élimine le principe morbide en même temps qu'elle ramène les nerfs affectés dans leur état normal. C'est ainsi que des guérisons obtenues par cette médication, sont ordinairement de longue durée.

MALADIES DE LA MOELLE ÉPINIÈRE.

Ne voulant exposer dans cet ouvrage que les opinions que la pratique de la médecine et l'étude des maladies nerveuses ont fait naître en mon esprit, je ne dois m'étendre sur les affections qui peuvent avoir quelque similitude avec elles, que pour éclairer un peu le chaos qui y règne encore.

Je ne pense donc pas m'arrêter longuement à l'étude des maladies si variées de la moelle épinière, où se remarque encore tant d'obscurité, ni décrire les congestions si différentes qui se trouvent relatées dans les différentes recherches des pathologistes. Toutefois, les noms principaux de cette maladie tirant leur origine, tantôt du siége présumé, tantôt de l'effet de la maladie, sont : *l'acéphalocyste, l'atrophie, le cancer, les productions cartilagineuses, cicatrices, congestions de la moelle, l'hydropisie, l'hypertrophie, l'inflammation, pneumato-rachis, ramollissement.*

En général, la paralysie du mouvement et du

sentiment ne tarde pas à se manifester dans les membres qui reçoivent leurs nerfs de la portion de la moelle épinière, qui est le siége de la lésion. Les estimables auteurs du *Compendium de médecine pratique* définissent ainsi l'irritation spinale : « Une entité morbide fort complexe et formée de « plusieurs parties hétérogènes qui appartiennent « peut-être à différentes maladies. Cependant, « malgré la confusion qui règne encore à ce sujet, « nous sommes, *disent-ils*, portés à y voir, avec « quelques auteurs, une névralgie dorso-inter- « costale, ce qui est aussi l'opinion de M. Val- « leix. »

MYÉLITE OU INFLAMMATION DE LA MOELLE ÉPINIÈRE.

L'une des plus graves et des plus fréquentes affections spinales est la *myélite*, ou ramollissement de la moelle épinière, simple ou aiguë. Elle est causée quelquefois par inflammation et peut exister en même temps dans ses deux substances.

M. le professeur Velpeau a trouvé, à l'ouverture cadavérique d'un homme qui s'était fracturé la première vertèbre dorsale, un abcès gros comme une noisette, d'un pus blanc, homogène, bien lié, qui n'offrait aucune trace de phlegmasie dans ses cordons postérieurs.

Les symptômes de cette maladie sont d'abord légers : un frisson, un engourdissement, des crampes, des fourmillements dans un ou plusieurs membres, une faiblesse générale, quelquefois des vomissements. Ces symptômes disparaissent, puis reviennent; quelquefois ils commencent par une jambe, puis deux; puis gagnent les membres supérieurs. D'autres fois, le siége de la maladie est variable. Dans la myélite simple, l'intégrité des facultés intellectuelles est presque toujours conservée.

Souvent, en pressant des deux doigts les apophyses spineuses, on reconnaît, à la douleur qu'accusent les malades, le siége de leur mal ; ou bien encore, en promenant une éponge imbibée d'eau chaude sur la longueur du *rachis*, une chaleur brûlante se fait sentir dès que l'éponge se trouve vis-à-vis du point enflammé.

Dans la myélite aiguë, les paralysies de la sensibilité et du mouvement se montrent ensemble ou tour à tour, ascendantes ou descendantes, et d'abord d'un seul côté. L'appétit disparaît, la digestion est difficile, la constipation a lieu, ainsi que la rétention d'urine, jusqu'à ce qu'elles soient plus tard remplacées par une paralysie amenant involontairement aussi les effets contraires. La peau est tantôt couverte d'une sueur visqueuse, tantôt sèche et brûlante. La respiration, la circulation du sang, sont quelquefois troublées, et alors le pouls est dur, fréquent, irrégulier.

Le rhumatisme et quelquefois la répercussion d'une maladie de la peau deviennent souvent une cause occasionnelle de cette affection, ainsi qu'une chute, un coup, un effort anormal de la colonne vertébrale. La myélite peut être consécutive, et succéder à une carie ou à une lésion des vertèbres et des viscères plus éloignés.

Mais que de fois la névrose de la moelle épinière, affectant les mêmes symptômes, est prise pour une myélite ! Et cette erreur, dangereuse pour le malade, entraîne avec elle un traitement qui cesse d'être rationnel et ne fait qu'augmenter les douleurs névralgiques.

Tel est le résumé des auteurs. Et je trouve, à l'appui de cette dernière assertion, un exemple d'une névrose qui a été traitée pendant longtemps comme une affection de la moelle épinière.

Quatre ans entiers la malade garda le lit, où elle ne pouvait même se mettre quelques instants sur son séant. Lassée de l'inefficacité des traitements qu'elle avait suivis, cette dame vint à Paris. Une consultation de médecins eut lieu ; j'y fus appelé, et j'émis l'opinion que cette malade était affectée d'une névrose de la moelle épinière, et non pas d'une myélite. Un de nos savants professeurs, qui s'y rencontra, partagea mon avis, et cette dame se soumit, d'après son conseil, aux prescriptions que je lui donnai.

Au bout d'un mois son état lui permettait déjà de marcher. Pour achever de lui rendre la santé, je lui ordonnai alors les bains de mer. Ce dernier conseil ayant amené le résultat que j'en espérais, elle put dès lors (chose heureuse pour son activité naturelle) reprendre l'administration d'une grande fortune, l'exercice du cheval, qu'elle affectionne particulièrement, ainsi que les voyages et les habitudes du grand monde.

Le même genre d'erreur avait eu lieu pour une autre personne soignée pendant quinze ans pour une myélite. Ne trouvant pas, à la suite d'un examen sérieux, les signes caractéristiques de cette maladie, je portai mes investigations vers les organes générateurs, et je constatai qu'un abaissement ancien de l'utérus avait par suite amené la malade à cet état tellement fâcheux que plusieurs médecins, consultés par elle, n'avaient pas balancé à admettre une lésion organique de la moelle épinière.

Avec un appareil approprié à la position de ces organes, je pus la faire peu à peu se livrer à un exercice dont elle avait totalement perdu l'habitude, et la ramenai ainsi à la santé.

J'ai cru devoir consigner ici, dans l'intérêt de la science, ces deux observations qui montrent la possibilité de la reproduction fréquente de pareilles erreurs, lesquelles peuvent compromettre la vie et le bonheur des familles, si le médecin n'apporte pas une attention assez sérieuse pour lui faire distinguer laquelle de ces affections il est appelé à combattre.

HYSTÉRIE.

Voici comment M. Louyer-Villermay définit
ces accès :

« Impression sourde et mouvement obscur vers
« l'utérus, sentiment d'une boule ou d'un globe
« qui, de l'hypogastre, s'élève par oscillation au
« travers de l'abdomen et du thorax jusqu'au cou,
« où il survient une constriction violente, un
« étranglement qui fait craindre à quelques ma-
« lades la suffocation ; souvent il s'y joint un froid
« glacial ou une chaleur vive. L'abdomen est en
« même temps déprimé, tendu. Les malades ac-
« cusent le sentiment d'un cercle qui comprime
« les fausses côtes ; il existe ordinairement une
« douleur locale très-circonscrite, nommée clou
« hystérique, qui fait éprouver tantôt la douleur
« d'une aspérité qu'on enfoncerait dans les chairs,
« d'autres fois un tiraillement très-incommode.
« Le ventre se gonfle momentanément, ainsi que
« la poitrine et le cou ; le visage rougit et pâlit

« alternativement ; les extrémités se refroidissent
« par suite des anomalies de la chaleur. Le pouls
« devient petit et irrégulier, tandis que les batte-
« ments sont grands et forts vers la tête, les pal-
« pitations du cœur sont quelquefois précipitées
« et tumultueuses ; dans d'autres cas, elles sont
« peu sensibles. Des mouvements convulsifs ne
« tardent pas à se manifester dans les membres
« thoraciques et abdominaux et y ramènent la
« chaleur, mais presque toujours le sang y afflue
« de la circonférence au centre, souvent on re-
« marque un resserrement tétanique des mâ-
« choires. »

Cette maladie fût demeurée, ainsi que l'épilepsie
et la folie, inexplicable pour moi comme pour tant
d'autres praticiens, sans cette conviction acquise
dès longtemps, que dans le défaut de pondération
des fluides électriques est la cause déterminante
des désordres de l'organisme chez les personnes
atteintes de ces tristes névroses.

On sait encore quelle est l'incertitude des médecins à l'égard de l'hystérie. Les uns la prennent
pour une affection de l'utérus, d'autres du cerveau, et d'autres enfin pour une maladie où se
combinent ces deux affections.

Je choisis parmi les cas nombreux de cette maladie que j'ai été appelé à traiter, un de ceux dont les symptômes sont inexplicables et bizarres (d'hystérie épileptiforme), et qui avait résisté à tous les traitements anciens.

Mlle B..., âgée de quarante-huit ans, pour laquelle j'ai été appelé, outre les effets ordinaires, et principalement de fortes douleurs d'estomac, d'oppression et de suffocation, avait eu et perdu tour à tour des sueurs excessivement abondantes et anormales, quand les premières crises se montrèrent. Avant l'attaque, la malade se balançait automatiquement sur sa chaise pendant un long espace de temps, puis tout à coup se levait avec la rapidité d'un ressort élastique et dans une espèce d'état tétanique, semblait prodigieusement grandir en se tenant debout sur l'extrémité des deux orteils, les paupières, les yeux, tous les traits, enfin, horriblement agités et contractés.

D'autres fois elle roulait d'un bout de la chambre à l'autre, comme une couleuvre ou comme un jonc que l'on pousserait du pied, ou bien encore, dans l'étrange excitation de ses nerfs, elle semblait, suivant le récit de ceux qui l'ont vue, marcher avec les omoplates ou sur l'occiput; elle se traînait ainsi sur le dos et sur les talons.

Deux fois le jour, de semblables attaques

avaient lieu, et deux personnes contenaient à peine la malade pendant une heure et demie qu'elles duraient. Elle avait été seize années dans une telle surexcitation, et, pendant les douze dernières, hors d'état de sortir.

Le temps n'avait fait qu'affaiblir l'infortunée sans modifier son état, quand j'eus le bonheur de la rendre à une santé, sinon forte, du moins ordinaire, et exempte de toute crise nerveuse. Sa première sortie fut un événement pour la petite ville qu'elle habite, où tous les habitants se mirent sur leur porte pour la voir passer.

La cause déterminante, dans ce cas, je le répète encore, me semble être l'afflux de l'électricité, qui de l'utérus réagit plus tard sur le cerveau ; mais souvent la cause occasionnelle est dans la dépendance de la raison du malade qui, en outre d'un tempérament éminemment nerveux et affaibli, a encore éprouvé de grands chagrins, ou se laisse aller à ses impressions. Alors commence la tâche si délicate du médecin. Ses devoirs empruntant de la gravité de ceux du père de famille, il doit faire un appel aux sentiments les plus élevés du malade, à ses instincts les plus généreux, pour relever ses forces morales et verser sur ses peines le baume consolant d'une douce pitié ; puis des conseils et des consolations il devra redescendre aux soins hygiéniques qui embrassent encore une foule de choses. Les distractions auront leur part dans ses judicieux avis ; il permettra l'exercice, le travail, la lecture, mais seulement la lecture choisie, proscrivant ces romans la plupart dangereux, que trop souvent les jeunes filles trouvent comme aliment désorganisateur de la pensée.

Le mariage, dans de certains cas, sera au nombre des moyens qu'il proposera à ses malades, si le célibat est pour eux une cause d'ennuis ; enfin tout ce qui peut calmer leur imagination et leurs nerfs. Cependant un traitement actif et rationnel tentera de rétablir, d'un autre côté, une plus sage répartition du fluide impondérable dans le système nerveux.

CHORÉE OU DANSE DE SAINT-GUY.

Chorée, mot d'origine grecque, signifie danse. Peut-être a-t-on donné ce nom à cette maladie éminemment nerveuse, à cause des soubresauts tristement bizarres dont les malades sont affectés ; on l'appelle aussi *danse de Saint-Guy*, parce qu'en Allemagne il existait une chapelle dédiée à ce saint, où ceux qui étaient atteints de ce mal allaient danser jour et nuit.

On ignore la nature de cette névrose que je rattache encore à un défaut des fonctions de la peau, et qui produit des mouvements involontaires et désordonnés de tout ou d'une partie des muscles ordinairement soumis à la volonté.

L'œil est péniblement frappé des secousses non interrompues et des contorsions du malade, qui se bornent quelquefois à un seul côté du corps, à la face, ou bien à un seul membre. D'autres fois la langue ne peut plus que bégayer. Des engourdissements, des picotements se font sentir dans les membres affectés ; et il existe souvent aussi une légère altération des facultés intellectuelles.

Les enfants, les adultes, les personnes maigres et irritables, les épileptiques ou hystériques, la contractent plus facilement; l'amour, la haine, la colère, la peur, les excitations nerveuses péuvent l'amener spontanément, ou précédée de quelques phénomènes cérébraux; sa marche est continue, rémittente et intermittente. Elle dure quelques jours ou des années; rarement elle a des suites fâcheuses, excepté quand l'épilepsie, l'hystérie ou l'aliénation mentale lui succède.

On la traitait autrefois, et notamment le célèbre Dupuytren, à peu près comme la folie, c'est-à-dire par des évacuations sanguines, des bains froids, des bains de surprise, des affusions froides, des antispasmodiques, des anthelmintiques, des narcotiques et l'emploi de la valériane.

Cette affection guérit quelquefois naturellement à l'âge de puberté.

Cette maladie étant essentiellement nerveuse, j'ai eu recours, dans plusieurs circonstances, au traitement que je fais suivre aux personnes atteintes des diverses névroses, lequel est énoncé dans tout cet ouvrage, comme ayant pour but de rétablir, autant que possible, la circulation primitive du fluide électrique, et m'a encore réussi dans ce cas en favorisant les fonctions de la peau.

DE L'APOPLEXIE SANGUINE ET DE L'APOPLEXIE NERVEUSE.

Je me vois obligé d'entrer dans quelques détails sur les apoplexies sanguines et celles appelées *cérébrites*, à cause de leur ressemblance avec l'apoplexie nerveuse.

L'apoplexie, en général, est un mal dont les atteintes sont soudaines, et trop connues pour que j'en fasse une longue description.

Tantôt il est faible dans sa marche, et, par conséquent, facile à arrêter; d'autres fois il est fort et terrible dès son début.

On peut diviser cette maladie en trois espèces :

1° La sanguine ou *hémencéphale;*

2° La capillaire ou *cérébrite*, ou ramollissement du cerveau ;

Et 3° L'apoplexie nerveuse.

Broussais et M. Bouillaud ont voulu rattacher toutes les causes morbides de ces différents genres d'apoplexie aux irritations encéphaliques. Elles peuvent l'amener en effet ; mais l'âge, la pléthore, les veilles nombreuses, l'abus des spiritueux ou des narcotiques, un bain trop chaud, l'hypertrophie du cœur, une mauvaise hygiène, les traînent souvent après elles.

Les symptômes, quand il s'en présente, sont quelquefois peu appréciables. Un tintement d'oreilles, des vertiges, une somnolence, avec ou sans douleurs de tête, un affaiblissement de la mémoire ou de la pensée, avec faiblesse des membres de la moitié du corps, et particulièrement du côté gauche, fourmillement, inquiétudes et même convulsions.

INVASION.

Quand l'attaque est légère, le malade perd connaissance, ses traits sont rouges et gonflés, son pouls est plein, développé. Il revient à lui, mais le plus souvent paralysé. Ces phénomènes se dissipent le cinquième ou le sixième jour.

Quand l'invasion est forte, le malade tombe immédiatement comme foudroyé. Il perd toute connaissance s'il ne meurt subitement au début.

La langue est elle-même atteinte par ce phénomène terrible et tourne sa pointe presque toujours du côté de l'hémiplégie.

En général, un seul côté du corps est atteint de paralysie, et c'est le côté contraire de l'épanchement. Le premier remède à apporter dans cette crise est la saignée, si elle est possible.

L'apoplexie nerveuse est toujours très-grave et demande aussi beaucoup de promptitude et de sagesse dans les moyens de la combattre.

Trop souvent elle est confondue avec l'apoplexie sanguine, erreur qui devient fatale quand on affaiblit un vieillard, un sujet languissant, par d'abondantes saignées qui ne conviennent que quand l'épanchement sanguin est parfaitement caractérisé.

Les sujets maigres, lymphatiques, nerveux et affaiblis par les veilles en sont plus souvent atteints que d'autres.

Cet état, suivant moi, a lieu tantôt par soustraction, tantôt par accumulation, comme je l'ai précisé dans l'histoire de la paralysie, au commencement de cet ouvrage. Et c'est à ce mal qu'il faut remédier en employant les moyens rationnels.

C'est ainsi que, sans avoir recours aux saignées, je sauvai plusieurs personnes atteintes de cette névrose, et, entre autres, un sujet distingué de l'Ecole polytechnique, que l'excés de l'étude avait amené à cet état voisin de la mort, et auquel il eût succombé infailliblement si les soins n'eussent été promptement appliqués. Et ce jeune homme put reprendre ses travaux bientôt après.

COLIQUE VÉGÉTALE.

Bien que la colique endémique et épidémique ait emprunté les noms des différents pays où les praticiens l'ont étudiée, tels que les noms de colique du Poitou, de Madrid, du Devonshire, il est plus juste de lui maintenir celui de colique végétale, car on la retrouve dans bien d'autres contrées, telles que l'Inde, les Antilles, Java et la Guyane.

Différente dans ses causes, elle a quelques rapports dans sa forme avec la colique de plomb.

J'ai pu l'observer et la combattre dans ses dernières conséquences, chez de jeunes marins venus du Gabon et du Sénégal, et dont je parlerai à la fin de cet article.

Voici les symptômes de leur mal, à peu près identiques avec ceux décrits par les différents auteurs :

Quelquefois, au début, les selles sont fréquentes. La maladie s'annonce toujours par le froid des extrémités, l'anxiété et la faiblesse; la constipation vient s'y joindre : alors se font sentir des douleurs d'abord sourdes, du côlon, de l'hypocondre droit. Puis viennent la plénitude de l'estomac, la teinte jaune de la face et des conjonctives. Le pouls est faible, inégal; un hoquet opiniâtre fatigue le malade et ne cède qu'aux nausées et aux vomissements de bile; les douleurs de l'estomac, de l'intestin et des lombes, des régions iliaques et inguinales, sont toujours croissantes.

Des élancements se font sentir dans la poitrine, les cuisses, la région sacrée; la douleur de l'épine dorsale se prolonge de l'omoplate aux bras et aux mains.

Le ventre est tendu ou rétracté; l'urine est quelquefois supprimée; les douleurs, qui se prolongent jusqu'à la plante des pieds, sont atroces; elles alternent parfois avec celles du ventre.

La terminaison amène souvent fatalement la cécité, l'épilepsie ou la paralysie des extrémités inférieures et surtout des membres thoraciques.

L'anatomie n'offre encore que des indices très-vagues; on a remarqué, à l'ouverture du cadavre de quelques sujets, les ganglions nerveux thoraciques et abdominaux tuméfiés, rouges, avec des points jaunâtres au centre, quelquefois avec une dureté cartilagineuse; la tunique des intestins était intacte, les matières contenues étaient dans un état anormal; il y a quelquefois gonflement du foie, avec injection veineuse de l'épiploon ou du mésentère.

Les médecins qui ont visité les pays chauds en rapportent volontiers les causes à une influence atmosphérique, surtout au changement brusque de température, comme au retour des équinoxes dans les Castilles, ou bien dans la Guyane ou la Sénégambie, contrée où l'ombre est très-froide, après un soleil dévorant.

Le Malabar, où cette maladie se produit aussi, offre de semblables contrastes très-sensibles en janvier, février, mars.

La mauvaise alimentation a aussi une funeste influence sur le développement de cette maladie.

Les malades auxquels j'ai eu le bonheur de rendre la motilité avaient presque tous éprouvé des refroidissements subits.

L'un d'eux, entre autres, sur le pont d'un vaisseau où il s'était endormi après un travail forcé, fut atteint si gravement de ces coliques végétales , que les membres inférieurs participèrent à la paralysie des bras et des mains.

Le docteur Huxham a regardé les saignées comme très-dangereuses dans ce cas, et je partage tout à fait son opinion ; je leur préfère les vomitifs, les purgatifs, les opiacés et les toniques, pour combattre la période aiguë de la maladie.

CONSEILS ET TRAITEMENT DES NÉVROSES.

Il importe de ne pas donner aux épileptiques et autres personnes atteintes de névroses, de purgatifs résineux ; mais quand la constipation a lieu, malgré les lavements émollients et laxatifs, dans quelques cas enfin, cas exceptionnels, on peut donner les purgatifs salins, comme meilleurs conducteurs de l'électricité ; car, si l'on constate justement les dangers de la constipation, d'un autre côté, j'ai souvent eu lieu de remarquer aussi qu'un grand relâchement du ventre précédait les accidents de l'épilepsie, et qu'il fallait l'éviter.

Voici le nom de quelques médicaments qui m'ont semblé dangereux dans les névroses.

Il faut user de l'*iode* avec sagesse et réserve, comme stimulant trop les organes générateurs.

Le *mercure* offre le péril d'exciter trop la sensibilité morbide dans les affections nerveuses, ce qu'il est important d'éviter.

J'ai essayé moi-même la *belladone* dans l'épilepsie, et n'ai obtenu aucun des résultats qui l'a-
vaient fait préconiser par quelques praticiens :
au contraire, j'ai reconnu chez des malades qui
en avaient fait anciennement usage, et qui me
furent amenés depuis, que ce médicament avait
amoindri chez eux les facultés intellectuelles (non
moins que la *ciguë*, dangereuse aussi dans ce cas)
et qu'il avait excessivement surexcité la fibre nerveuse. La *jusquiame* offre encore le même incon-
vénient et apporte au malade un germe de tristesse et de colère.

Si la plupart des affections résistent aux traitements employés pour les combattre, cela vient
peut-être de la négligence que l'on apporte trop
généralement dans l'étude de la matière médicale,
et de l'habitude où l'on est de voir également de
l'inflammation dans toute cause morbide. On
donne un gramme de sulfate de quinine, et à l'a-
nalyse on en retrouve même quantité dans les
urines du malade. Comment agit-il donc? car
son action est manifeste. Quelle est la partie
absorbée? Ne serait-ce point un exemple de
plus de tout ce que j'ai exposé dans le cours
de cet ouvrage, que les médicaments intro-
duits dans l'économie n'ont probablement d'ac-

tion que sur le système nerveux mû par l'électricité, agent puissant et probable de toute motilité ?

En effet, en passant en revue tous les traitements, les vésicatoires volants, la cautérisation transcurrente, les cautères, les moxas, les ventouses, mon opinion est qu'ils ne réussissent qu'en raison de la secousse électrique qu'ils produisent : ébranlement qui a lieu d'une manière particulière dans l'action de la strychnine, du seigle ergoté, et même, selon moi, du sulfate de quinine, et qui, déterminant une distribution plus exacte de l'influx nerveux, amène la cessation des symptômes, ou tout au moins un mieux évident. Ce n'est que de cette façon que peut s'expliquer la cessation des douleurs sciatiques, obtenue, dit-on, par la cautérisation d'une partie de l'oreille du malade[1].

Il est donc, d'après mes recherches, des médicaments plus ou moins favorables au développement et à la répartition du fluide électrique ou

[1] Comment expliquer, si ce n'est par un ébranlement nerveux, l'effet produit chez quelques sujets par l'usage du tabac, qui, dès la seconde prise du matin, amenait des évacuations alvines, comme j'ai eu lieu de le remarquer plusieurs fois ?

nerveux. Approfondir leur étude sera rendre désormais un service éminent. Cette mine une fois ouverte, la chimie et là physique, dans les mains de praticiens habiles, l'éclaireront encore et en tireront des ressources utiles à l'humanité.

J'ai moi-même expérimenté que le *musc*, le *castoréum*, l'*éther*, l'*ammoniaque*, le *camphre*, facilitaient l'afflux de l'une des électricités que le sang est chargé de conduire vers le cerveau, en activant la circulation.

Le fer, *le zinc*, *le bismuth*, sont quelquefois utiles à employer, lorsqu'il y a asthénie.

Enfin tous les moyens excitants ou calmants peuvent être bons, sagement employés suivant l'occurrence. Mais j'appuierai encore ici sur la difficulté d'adopter pour toutes les névroses les mêmes médicaments et sur l'impossibilité de les doser, puisque l'opium, entre autres préparations énergiques, pris par un individu dans des proportions. qui lui sont salutaires et calmantes, produit chez un autre malade une dangereuse agitation, donné à des doses identiques ou même plus faibles.

Il résulte aussi de mes observations, que plus un corps contient d'électricité, plus il est propre, employé à propos, à remédier aux différents accidents de la santé.

L'électricité est puissante, appliquée tant en frictions que sous la forme d'étincelles, ou par induction ; d'ailleurs, tous ces modes d'application peuvent être essayés et devenir plus ou moins efficaces suivant la nature du sujet et de la névrose.

J'ai employé aussi avec succès les frictions sèches au moyen d'une brosse ou avec la flanelle, pour rétablir les fonctions de la peau, si nécessaires à la vie, par les courants qui s'établissent plus facilement quand elle est dans son état normal.

Enfin, j'ai encore employé les frictions alcalines, alumineuses, alcooliques ou aromatiques, à doses proportionnées à la force ou à la débilité du suje.

Les frictions doivent cesser quand elles ont rétabli ces mêmes fonctions qui concourent tant à l'équilibre du fluide impondérable ; ou bien encore, quand la sensibilité du sujet est trop grande, ce qui arrive quelquefois.

Entre les moyens propres à combattre les névroses, et pour particulariser autant que ce premier opuscule le permet le traitement général qui convient dans l'épilepsie, voici les plus simples et ceux qui m'ont le mieux réussi :

Pilules antispasmodiques, digitale en frictions sur la région du cœur, dans le cas où le point de départ de cette maladie paraît être une affection de cet organe.

Potion calmante, eau naturelle de Bussang avec les aliments, dans le cas où l'estomac malade amènerait une nouvelle complication.

Je dois dire aussi que, dans les fièvres intermittentes, j'ai conseillé l'usage des emplâtres de résine appliqués à l'épigastre. Ils m'ont souvent réussi; et d'ailleurs, ils sont un excellent moyen d'empêcher la déperdition du fluide.

Quelquefois on peut employer le sirop de *valériane* et de *quinquina*, pour fortifier une constitution mauvaise.

J'ai eu plusieurs fois recours, plus ou moins heureusement, tantôt *à l'acétate d'ammoniaque*, tantôt *au nitrate acide de mercure*, à différents degrés ; tantôt encore au *quinine en solution dans l'éther* ou *dans l'alcool*, me servant de ces diverses préparations en applications pharyngiennes, à des doses très-variées.

Si on accepte avec moi ce point, que particulièrement la folie, l'épilepsie et l'hystérie, sont des névroses dont les causes tiennent toujours au défaut d'équilibre, on comprend, d'après cela, que le traitement à appliquer doit avoir pour résultat de rétablir l'harmonie entre les systèmes. Mais quel choix, quelles modifications, soudainement devenues impérieuses, m'ont fait alterner de moyens, rejetant aujourd'hui ce que j'ordonnai hier ! Et quelle persévérance d'études demandent des affections si graves, et des malades s'adressant à moi dans des cas désespérés, et ayant épuisé déjà toute espèce de médication !

Je dois constater aussi que j'ai retiré de salutaires effets des ventouses sèches et scarifiées, en application le long de la colonne vertébrale, et je dois entrer dans quelques détails à leur occasion.

Cette opération est généralement considérée comme très-simple ; et cependant, d'après de nombreuses observations qui me sont particulières, elle ne laisse pas, entre des mains peu exercées, que d'entraîner après elle des accidents très-graves, ainsi que j'ai eu occasion de le constater dans le cours de mon exercice médical, chez deux personnes devenues paralytiques à la suite d'applications trop prolongées. Les mêmes ventouses ayant été imprudemment laissées pendant une heure entière sur le trajet des vertèbres cervicales et dorsales, les mains restèrent privées de mouvement. Mais en les appliquant avec discernement, on peut en tirer le parti le plus favorable.

En effet, soupçonnant que le siége de plusieurs névroses est dans la moelle épinière, et pensant qu'à l'état de surexcitation nerveuse devait être attribué le défaut de menstruation, loin d'avoir recours à des applications de sangsues, soit au siége, soit à la partie interne des cuisses, moyen entraînant presque toujours après lui une irritation plus grande et qu'il faut essentiellement éviter, j'imaginai d'avoir recours aux ventouses sèches, mais appliquées de cette façon :

Je commence par les poser de chaque côté des vertèbres sacrées, au nombre de quatre, et je les laisse cinq minutes au plus ; je les enlève au bout de ce temps, puis j'en applique deux au-dessus de celles-là, et simultanément j'en place deux autres à côté des vertèbres cervicales, et, toujours de cinq minutes en cinq minutes, je recommence cette opération jusqu'à ce que les ventouses parties du haut et du bas de la colonne vertébrale viennent faire jonction.

Très-souvent, au bout de quelques heures, l'effet que j'avais provoqué par ce moyen était obtenu et la menstruation rétablie. Les ventouses, suivant moi, ayant opéré la décentralisation et amené une détente heureuse dans le système nerveux, avaient facilité ainsi le rétablissement des fonctions de l'organe qui y préside.

HYGIÈNE.

Il est des ouvrages que je pourrais citer, qui ont été honorés de l'approbation des sociétés savantes, et qui, par un oubli inexplicable, n'ont rien dit des lois hygiéniques et alimentaires, en dehors desquelles toute médication me paraît sans effet.

L'un des premiers conseils hygiéniques à donner, lorsqu'il s'agit d'établir une maison de santé, est de choisir un endroit élevé et d'éviter le bord d'une rivière ou d'un cours d'eau. Ayant eu l'occasion d'observer dans ma pratique combien l'humidité est contraire aux névroses, je dois recommander ici de faire habiter les fous et les épileptiques aux étages supérieurs. Les familles qui gardent leurs malades doivent également éviter pour eux et cette même influence humide, et les changements trop brusques de température, et surtout une chaleur trop élevée.

Il est bien essentiel aussi de soustraire les personnes atteintes du mal caduc au spectacle toujours dangereux (même après leur guérison) des accès de leurs anciens compagnons d'infortune.

Dans leur triste situation, l'humanité commande les plus grands égards : on ne doit les conduire que par la persuasion et la douceur, afin d'obtenir plus facilement les petits sacrifices qu'exige un régime sévère, et de pouvoir les soumettre à un traitement toujours ennuyeux pour une intelligence plus ou moins affaiblie.

Une sollicitude amie doit alternativement veiller sur la chaleur et la propreté des vêtements, qui doivent être en laine. Le malade doit porter continuellement la flanelle sur la peau.

La nourriture doit être à la fois substantielle et légère.

Le bouillon, les viandes rôties et bouillies dans leur jus, doivent être préférées à toute autre alimentation ; on évitera les fruits, les acides, les stimulants, tels que le café, l'eau-de-vie, les liqueurs ; on préférera le vin de Bordeaux à tout autre, comme contenant moins d'alcool et plus de tannin.

Enfin, même après le traitement, et quand le malade n'a plus de crise, on devra faire encore des frictions sèches, au moyen d'un morceau de laine, et mettre une pièce de flanelle de la largeur de vingt centimètres environ sur l'épigastre, et par-dessus cette flanelle un morceau de taffetas ciré d'égale grandeur que l'on aura eu le soin de *bâtir* après.

Les distractions sont bonnes aux épileptiques, suivant leur aptitude. Mais celles qui forcent à la locomotion sont plus favorables aux fonctions de la peau et, à cause de cela, préférables aux autres. Ainsi la gymnastique, une course modérée, la promenade, et surtout le jardinage, toujours en empêchant le malade de s'exposer à l'action d'un soleil trop vif, ne peuvent que lui faire un grand bien.

Enfin si ses goûts, ses habitudes passées, lui font un besoin des travaux intellectuels, il ne faut les lui permettre que comme distraction, et empêcher surtout qu'il s'y livre trop longtemps et avec trop d'ardeur.

CONCLUSION.

J'ai présenté rapidement le tableau des maladies nerveuses les plus importantes, dans le but d'indiquer les nombreuses contradictions qui se montrent à leur sujet, au sein de la science :

Opinions divergentes dans la manière d'apprécier les causes et les effets, qui viendraient enfin se concilier dans l'unité d'une cause universelle, la distribution inégale de l'électricité, qui peut être rétablie par des médicaments réparateurs de cet influx.

On comprend que la démonstration de cette vérité, appliquée à un ordre de maladies, pour être rendue aussi claire que possible, entraîne d'inévitables redites qui réclament l'indulgence du lecteur.

Pour résumer tout ce que j'ai exposé dans cet ouvrage, le traitement rationnel, comme j'ai cherché à le démontrer pour les maladies nerveuses, et tout particulièrement pour l'épilepsie, consiste donc à ramener chez le malade une juste parité entre les deux fluides impondérables. On devra avoir recours à tous les moyens généraux qui concourent ordinairement à atteindre ce but, conjointement avec ceux dont j'ai indiqué précédemment l'emploi, sans préciser les doses, les laissant apprécier à la sagacité des médecins qui partageront mes opinions.

Pour les personnnes qui eussent désiré un traitement plus précis, je répéterai ce que j'ai dit à l'un de nos praticiens d'un rare mérite, et d'une modestie non moins rare, que j'eus pour témoin de cures importantes, et que son grand amour de la science et de l'humanité portèrent à m'adresser des questions sur le traitement des maladies nerveuses, M. le docteur Bouchet, directeur du bel hospice Saint-Jacques, à Nantes. Je répéterai ici que, vu la multiplicité des maladies nerveuses et des différentes organisations des êtres, l'embarras était extrême d'indiquer les proportions des médicaments à prescrire et à employer, cela étant une affaire de tact, où le médecin ne peut faire l'exacte prescription qu'au lit du malade.

Mais, me diront quelques personnes, quand l'épileptique est rendu à la santé, et qu'il est admis de nouveau au foyer domestique, n'est-il plus su-

jet à retomber dans les mêmes crises, et peut-on
se tenir assuré de sa guérison pour la vie?

A cette question, puis-je répondre autrement
que par cet exemple d'une personne qui, guérie
d'une fluxion de poitrine, mais soumise, dans un
temps indéterminé, aux mêmes causes qui ont
amené la première, en contracte une seconde?

M. Leuret, au sujet de la folie, dit avec justesse : « Il y a malheureusement des rechutes pos-
« sibles dans toutes les maladies ; il y en a dans
« la folie, de quelque manière qu'on la traite. Pour-
« quoi n'y en aurait-il pas dans l'epilepsie? »

J'ajouterai à cette citation, qu'il faut toujours
avoir égard à la constitution des individus, qui les
prédispose plus que d'autres à cette funeste névrose. Aussi est-ce comme remède à cette pré-
disposition, que j'ai conseillé des moyens hygiéniques qui doivent être suivis avec une grande
exactitude, pour reconstruire en quelque sorte
l'organisme altéré.

C'est à la diversité de ces moyens, aidés de la
médication que j'ai indiquée, et dont le but essentiel est de rétablir les courants électriques, que je
dois d'être arrivé à obtenir des succès complets et
nombreux dans l'epilepsie et les autres névroses.
J'étais autorisé à citer à ce propos les noms d'ho-

norables familles; mais ne voulant point user de ces offres bienveillantes, et dont je garde néanmoins un souvenir reconnaissant, je ne leur donnerai point une publicité qui répugne à ma délicatesse, me réservant d'ailleurs de donner des preuves de ce que j'avance aux personnes qui pourraient y attacher quelque intérêt, et qui m'en exprimeraient le désir.

Sans ce respect du secret des familles volontairement gardé, j'aurais à consigner dans cet ouvrage un grand nombre de névralgies combattues avec succès chez des malades que plusieurs de nos célébrités médicales m'avaient adressés, et qui après avoir suivi mon traitement avec exactitude, ont recouvré une santé parfaite.

TABLE.